常见疾病护理方案

张　丽　等主编

上海科学普及出版社

图书在版编目（CIP）数据

常见疾病护理方案 / 张丽等主编 . -- 上海 ：上海
科学普及出版社，2024. 7. -- ISBN 978-7-5427-8806-1

Ⅰ . R47

中国国家版本馆 CIP 数据核字第 20247KE044 号

责任编辑　李　明

常见疾病护理方案
张　丽　等主编
上海科学普及出版社出版发行
（上海中山北路 832 号　　邮政编码　200070）
http://www.pspsh.com

各地新华书店经销　　　　　　三河市铭诚印务有限公司印刷
开本　787×1092　　1/16　　印张　15.75　　字数 270 000
2024 年 7 月第 1 版　　　　　　2024 年 7 月第 1 次印刷

ISBN　978-7-5427-8806-1　　定价：128.00 元

《常见疾病护理方案》

编委会

主　编：张　丽　枣庄市立医院

　　　　李　军　滕州市中心人民医院

　　　　王　英　枣庄市妇幼保健院

　　　　王玉华　枣庄市立医院

　　　　杨婷婷　枣庄市妇幼保健院

　　　　褚　艳　枣庄市立医院

副主编：李璐辰　枣庄市中医医院

　　　　冯　倩　枣庄市中心血站

　　　　马　红　枣庄市妇幼保健院

　　　　张　玲　山东国欣颐养集团枣庄中心医院

前　言

在医疗健康的广阔天地里，护理工作如同一股温暖而坚定的力量，始终陪伴在患者左右，为其康复之路铺设坚实的基石。《常见疾病护理方案》的编纂，正是基于这一理念，旨在汇聚日常护理服务中的精髓与智慧，为医学院护理专业的学生及临床护理人员提供一本既具深度又具实用性的参考书。

本书首先立足于护理学的基础知识，从护理学概述出发，逐步深入到护理程序、病情观察、护理防护及护理管理等核心领域。这些基础知识与基本理论，如同护理工作的基石，为后续的临床实践提供了坚实的支撑。我们力求通过简明扼要的语言和清晰的逻辑结构，使读者能够迅速掌握这些关键知识点，为后续的学习和工作打下坚实的基础。

随后，本书紧扣临床实际，以呼吸系统、循环系统、神经系统、妇产科等临床常见病、多发病为主线，详细阐述了各科常见病的临床护理措施。每一章节都精心策划，力求内容精炼、条理清晰、重点突出。我们通过深入剖析疾病特点、发病机制及临床表现，结合最新的护理理念和技术，为读者提供了一套科学、全面、可行的护理方案。这些方案不仅能够帮助护理人员快速识别患者病情，准确实施护理措施，还能有效预防和减少并发症的发生，提高患者的生活质量。

在编写过程中，我们始终坚持以患者为中心的原则，注重护理工作的整体性、系统性和人文关怀。我们深知，护理工作不仅仅是技术的展现，更是情感的交流和心灵的抚慰。因此，本书在介绍护理措施的同时，也强调了护理人员应具备的职业素养、沟通技巧和同理心等软实力，鼓励读者在实践中不断成长和进步。

张　丽

2024年1月

目　录

第一章　患者一般需求的护理

第一节　舒适与安全

一、满足患者舒适的需要

（一）舒适与不舒适

1.舒适

舒适是个体在其环境中处于平静安宁的精神状态，是身心健康、没有疼痛、没有焦虑的轻松自在的感觉。舒适包括身体因素、社会因素、心理精神因素、环境因素等四个相互关联的因素。

2.不舒适

不舒适是指个体身心不健全或有缺陷、周围环境刺激不良、对生活不满、身心负荷过重的一种感觉。痛是不舒适中最为严重的形式。

（二）不舒适的原因

1.身体方面

个人卫生、姿势和体位不当、压力和摩擦、机体内部原因等。

2.社会方面

缺乏支持系统、角色适应不良等。

3.心理精神方面

焦虑、恐惧、被忽视、被冷落、面对压力等。

4.环境方面

通风不良、陌生的环境、异味、噪声等。

（三）不舒适患者的护理原则

不舒适会影响个体的健康，护士应评估导致患者不舒适的原因，及时采取措施，满足患者对舒适的需求。

1.预防在先，促进舒适

护士应熟悉导致患者不舒适的原因，全面评估，做到预防在先。

2.加强观察，去除诱因

不舒适属于自我感觉，客观估计比较困难，需要护士细心地观察。

3.互相信任，给予心理支持

相互信任是建立良好护患关系的基础，也是护患之间进行有效沟通的关键。对于心理社会因素引起不舒适的患者，护士可与患者进行有效的沟通，正确指导患者调节情绪。

（四）增进舒适的方法

1.卧位

（1）卧位的性质。①根据卧位的自主性分。主动卧位：指患者在床上自己采取最舒适、最随意的卧位；被动卧位：指患者自身无能力变换卧位，采取被安置的卧位，如昏迷、极度衰弱的患者；被迫卧位：指患者意识清晰，也有变换卧位的能力，因疾病或治疗的原因，被迫采取的卧位，如肺心病患者由于呼吸困难而被迫采取的端坐位。②根据卧位的平衡稳定性分。稳定性卧位：支撑面大，重心低，平衡稳定，患者感到舒适，如平卧位；不稳定性卧位：支撑面小，重心较高，难以平衡。

（2）舒适卧位的重要性及其作用。①协助患者增加身心舒适，达到完全休息的目的。②维持肢体正常的功能位置，避免关节及肌肉挛缩。③至少每2小时变换卧位一次，预防发生压疮。④某些卧位能减轻症状，起到协助治疗的作用。

2.常用卧位

（1）仰卧位。①去枕仰卧位：适用于全身麻醉未清醒或昏迷患者，可防止呕吐物流入气管，引起窒息或肺部并发症；行椎管内麻醉或脊髓腔穿刺后的患者，预防颅内压降低而引起头痛。②中凹卧位：适用于休克患者。抬高头胸部，保持气道通畅，有利于通气改善缺氧症状；抬高下肢，有利于静脉血回流，增加心排血量。操作为：抬高头胸部10°~20°，抬高下肢20°~30°。③屈膝仰卧位：适用于腹部检查或接受导尿、会阴冲洗等。

（2）侧卧位。适用于：①灌肠、肛门检查及配合胃镜检查等。②预防压疮。

（3）半坐卧位。适用于：①某些面部及颈部手术后的患者，采取半坐卧位可减少局部出血。②急性左心衰竭患者，采用半坐卧位可减少回心血量，从而减轻肺淤血和心脏负担。③心肺疾病所引起的呼吸困难的患者，半坐卧位可使膈肌位置下降，胸腔容量扩大，同时腹腔内脏器对心肺的压力也减轻，使呼吸困难得到改善。④腹腔、盆腔手术后有炎症的患者，采取半坐卧位可使腹腔渗出液流入盆腔，促使感染局限，同时又可防止感染向上蔓延引起膈下脓肿。⑤腹部手术后的患者，采取半坐卧位可减轻腹部缝合口的张力，缓解疼痛，促进伤口的愈合。⑥疾病恢复期体质虚弱的患者，采取半坐卧位使患者逐渐适应体位改变，利于向站立过渡。

操作为：先摇高床头支架30°～50°，再摇起膝下支架，以防下滑。

（4）端坐位。适用于心力衰竭、心包积液、支气管哮喘发作的患者。

操作为：扶患者坐起，用床头支架或靠背架将床头抬高70°～80°，患者身体稍向前倾，床上放一跨床小桌，桌上放一软枕，患者可伏桌休息。

（5）俯卧位。适用于：①腰背部检查或配合胰、胆管造影检查时。②脊椎手术后或腰、背、臀部有伤口，不能平卧或侧卧的患者。③胃肠胀气所致腹痛。

（6）头低足高位。适用于：①肺部分泌物引流使痰易于咳出。②十二指肠引流，有利于胆汁引流。③妊娠时胎膜早破，防止脐带脱垂。④跟骨或胫骨结节牵引时，利用人体重力作为反牵引力。

（7）头高足低位。适用于：①颈椎骨折的患者作为颅骨牵引的反牵引力。②减轻颅内压，预防脑水肿。③颅脑手术后的患者。

（8）膝胸位。适用于：①肛门、直肠、乙状结肠镜检查及治疗。②矫正胎位不正或子宫后倾。③促进产后子宫复原。

（9）截石位。适用于：①会阴、肛门部位的检查、治疗或手术，如膀胱镜、妇产科检查、阴道灌洗等。②产妇分娩。

二、疼痛患者的护理

（一）疼痛的概念

疼痛是一种令人苦恼和痛苦的感觉，多由局部特定的神经末梢受刺激所引起。疼痛具有以下三种共同的特征：

（1）疼痛提示个体的防御功能或人的整体性受到侵害。

（2）疼痛是个体身心受到侵害的危险警告，常伴有生理、行为和情绪反应。

（3）疼痛是一种身心不舒适的感觉。

（二）疼痛的原因和发生机制

疼痛的原因可以有温度刺激、化学刺激、物理损伤、病理改变、心理因素等。

痛觉感受器位于皮肤和其他组织内，各种伤害性刺激作用于机体达到一定程度时，可以引起受损部位的组织释放某些致痛物质。这些物质作用于痛觉感受器产生痛觉冲动，并迅速沿传入神经传导至脊髓，通过脊髓丘脑束和脊髓网状束上行，传到丘脑，投射到大脑皮层的一定部位而引起疼痛。

（三）影响疼痛的因素

影响个体疼痛的因素包括年龄、社会文化背景、个人经历、注意力、情绪、疲乏、个体差异、患者的支持系统、治疗及护理因素等。

（四）疼痛患者的护理

1.评估

客观收集患者有关疼痛的资料，包括患者的健康史、身体运动情况、声音、患者控制疼痛的模式、评估疼痛的程度等。世界卫生组织（WHO）将疼痛分为以下4级：

0级：无痛。

1级（轻度疼痛）：有疼痛感但不严重，可忍受，睡眠不受影响。

2级（中度疼痛）：疼痛明显，不能忍受，睡眠受干扰，要求用镇痛药。

3级（重度疼痛）：疼痛剧烈，不能忍受，睡眠严重受干扰，需要用镇痛药。

目前国际上常用的疼痛程度评分法有3类：数字评分法、文字描述评分法和视觉模拟评分法。

2.疼痛患者的护理诊断

通过收集和分析资料，做出适合个体的护理诊断。护理诊断应包括疼痛的种类、性质、影响痛觉的因素、疼痛行为反应等，同时还应注意患者的整体性，这将有助于护士制定护理措施。

3.疼痛患者的护理措施

（1）止痛措施：包括药物止痛、物理止痛、针灸止痛等。

（2）心理护理：包括建立信赖关系、尊重患者对疼痛的反应、介绍有关疼痛的知识、减轻心理压力、分散注意力等。

（3）促进舒适：通过护理活动促进舒适是减轻疼痛或解除疼痛的重要护理措施。

三、满足患者安全的需要

（一）影响安全的因素

影响患者安全的常见因素有机械性损伤、温度性损伤、化学性损伤、生物性损害和医源性损害。

（二）保护患者安全的措施

保护具是用来限制患者身体或机体某部位的活动，以达到维护患者安全与治疗效果的各种器具。常用的保护具如下：

1.床档

主要用于预防患者坠床。

2.约束带

宽绷带约束常用于固定手腕和踝部；肩部约束带用于固定肩部，限制患者坐起；膝部约束带用于固定膝部，限制患者下肢活动。

3.支被架

用于肢体瘫痪或极度衰弱的患者，防止盖被压迫肢体，影响肢体的功能位置，而造成永久性伤害，也可用于烧伤患者的暴露疗法而需要保暖时。

在使用保护具时应注意维护患者自尊，保证患者安全、舒适。约束带下应垫衬垫，固定松紧适宜，注意观察受约束部位的血液循环，必要时进行局部按摩。

第二节　营养与饮食

一、人体营养的需要

人体所需要的热量由食物中的蛋白质、脂肪、碳水化合物在体内经过酶的催化作用，进行生物氧化而释放出来。蛋白质、脂肪、碳水化合物是提供热量的主要营养素，故又称为"热量营养素"。其他营养素还有各种矿物质和微量元素、水和维生素（如维生素 D 缺乏可以引起佝偻病，维生素 A 缺乏可以引起夜盲症，维生素 C 缺乏可以引起坏血病等）等。

二、医院饮食

（一）基本饮食

基本饮食适用于一般患者的饮食需要，是对营养素的种类、摄入量不做限定性调整的一种饮食。基本饮食共分4种：普通饮食、软质饮食、半流质饮食、流质饮食。

1.普通饮食

普通饮食适用于不需要限制饮食者，其消化功能正常，病情较轻或处于疾病恢复期。要求食物营养均衡，易消化，每日3餐。

2.软质饮食

软质饮食适用于低热、消化功能差、咀嚼不便、口腔疾患、术后恢复期患者。要求食物营养均衡，食物碎、烂、软、易消化，每日3~4餐。

3.半流质饮食

半流质饮食适用于消化功能不良、发热、咀嚼不便、口腔疾患及术后患者。要求食物易于咀嚼、吞咽和消化，少食多餐，每日5~6餐。

4.流质饮食

流质饮食适用于高热、病情危重、口腔疾患、大手术后、急性消化道疾患等患者。要求一切食物呈流体，易吞咽、易消化，无刺激性，每日6~7餐，每次200~300mL。

（二）治疗饮食

治疗饮食在基本饮食的基础上，根据病情的需要，适当调整总热量和某些营养素，以达到辅助治疗或治疗目的。可分以下几类：

1.高热量饮食

高热量饮食用于热量消耗较高的患者，如甲状腺功能亢进、大面积烧伤、结核病及产妇等。高热量饮食在基本饮食基础上，加餐2次。

2.高蛋白质饮食

高蛋白质饮食用于长期消耗性疾病的患者，如结核、恶性肿瘤、甲状腺功能亢进、营养不良、贫血、大面积烧伤、肾病综合征、低蛋白血症的患者、孕妇、哺乳期妇女等。每日蛋白质供给量为1.5~2g/kg，每日总量不超过120g。

3.低蛋白质饮食

低蛋白质饮食用于限制蛋白质摄入者，如急性肾炎、尿毒症、肝性昏迷等患者。成人饮食中的蛋白质每日不超过40g，视病情可以酌情减少至每日20~30g。

4.低脂肪饮食

低脂肪饮食用于肝、胆、胰疾病，高脂血症、动脉硬化、冠心病、肥胖症及腹泻等患者。每日脂肪量低于50g，肝胆胰病患者低于40g，尤其要限制动物脂肪的摄入。

5.低胆固醇饮食

用于高胆固醇血症、高脂血症、动脉粥样硬化、冠心病、高血压等患者。每日胆固醇的摄入量要低于300mg.

6.低盐饮食

低盐饮食用于心脏病、急慢性肾炎、肝硬化腹水、先兆子痫、高血压及各种原因所导致的水钠潴留的患者。成人每日进食食盐要低于2g。

7.无盐低钠饮食

无盐低钠饮食适应证同低盐饮食，但一般为水肿较重者。无盐饮食，还需控制摄入食物中自然存在的含钠量（每天低于0.5g）。

8.高纤维素饮食

高纤维素饮食用于便秘、肥胖、高脂血症、糖尿病等患者。成人每日食物纤维量大于30g。

9.少渣饮食

少渣饮食用于伤寒、痢疾、肛门疾病、腹泻、肠炎、食管胃底静脉曲张、咽喉部及消化道手术的患者。少用含纤维多的食物。

（三）试验饮食

试验饮食也称诊断饮食，在特定的时间内，通过对饮食内容的调整来协助疾病的诊断和确保实验室检查结果的正确性。

1.潜血试验饮食

潜血试验饮食用于诊断有无消化道出血或原因不明的贫血。试验前3天禁食血类、含血食品和大量绿色蔬菜等，不用含铁剂药物，以免产生假阳性反应。可食牛奶、豆制品、白菜、冬瓜、土豆等，第4天开始留取粪便做潜血检查。

2.胆囊造影饮食

胆囊造影饮食用于需要造影检查胆囊、胆管、肝胆管有无结石、慢性炎症及其他疾病的患者。方法是：检查前一日中午进食高脂肪饮食，以刺激胆囊收缩和排空，有助于显影剂进入胆囊。晚餐进行无脂肪、低蛋白质、高碳水化合物饮食，晚餐后服造影剂，禁食、水，禁烟，至次日上午。检查当日早晨禁食，第一次摄X线片后，如胆囊显影良好，可进食高脂肪餐，服后30～60min，第二次摄X线片观察胆囊收缩情况。

3.肌酐试验饮食

肌酐试验饮食用于协助检查、测定肾小球的过滤功能。试验期为3d，前2天为预备期，第3天开始为试验期。试验期间禁食肉类、禽类、鱼类，忌饮茶和咖啡，全日主食在300g以内，蛋白质供给量小于40g，以排除外源性肌酐的影响。第3天测尿肌酐清除率及血浆肌酐含量。

4.尿浓缩功能试验饮食

用于检查肾小管的浓缩功能。试验期为1d。控制全天饮食中水分总量在500～600mL之间，可进食含水少的食物，避免过甜或过咸饮食；全日蛋白质供给量为1g/kg；禁饮水及食用含水量高的食物。

5.甲状腺^{131}I试验饮食

用于协助检查甲状腺功能。为排除外源性摄入碘对检查结果的干扰，在试验期间禁用含碘食物及其他一切影响甲状腺功能的药物及食物，试验期为2周，2周后做^{131}I功能测定。

三、特殊饮食护理

（一）管饲饮食（鼻饲法）

1.鼻饲法的定义

鼻饲法是管饲法的一种方式，是将导管经鼻腔插入胃内，从管内灌注流质食物、营养液、水分和药物的方法。

2.鼻饲法的适应证

鼻饲法适用于昏迷患者或不能经口进食者；不能张口的患者，如破伤风患者；早产儿和病情危重的患者以及拒绝进食的患者。

3.鼻饲法的操作

（1）护士衣帽整洁、洗手、戴口罩，向患者解释操作的目的、简要过程。

（2）根据患者病情采取半坐卧位或坐位（减少胃管通过鼻咽部时引起呕吐反射），无法坐起者取右侧卧位（可借助解剖位置使胃管易插入）。

（3）患者颌下铺治疗巾，用棉签清洁鼻腔。

（4）测量胃管插入的长度：前额发际至胸骨剑突处的距离，并做一标记。一般插入长度为45～55cm。

（5）润滑胃管前端，轻柔插入，插入至10～15cm时，嘱患者做吞咽动作。插管过程中若出现剧烈恶心、呕吐，可暂停插入，嘱患者做深呼吸动作，以分散患者的注意力。若患者出现咳嗽、呼吸困难、发绀等现象，表明胃管插入气管，应立即拔出，休息后再重新插入。为昏迷患者插管时，插管前先撤去患者枕头，头向后仰，当胃管插入15cm时，将患者头部托起，使下颌靠近胸骨柄以增大咽喉部通道的弧度，使胃管顺利通过会厌部，然后再缓缓插管至预定长度。

（6）确认胃管位置：有如下三种方法。①连接注射器于胃管末端进行抽吸，抽出胃液。②置听诊器于患者胃区，快速经胃管向胃内注入10mL空气，听到气过水声。③将胃管末端置于盛水的治疗碗内，无气泡逸出。

（7）灌注食物：每次注入食物前均应检查胃管是否在胃内，并注入少量温开水冲洗胃管，每次鼻饲量不超过200mL，鼻饲液温度38～40℃，间隔时间不少于2h。药片应研碎、溶解后灌入。每次抽吸鼻饲液时应将胃管末端反折，鼻饲完毕后，再次注入少量温开水以冲净胃管内残存的食物。

（8）灌注食物完毕将胃管末端反折，用纱布包好，系紧，用别针固定于大单、枕旁或患者的衣领处。长期鼻饲者应每日进行口腔护理2次。记录插管时间、患者反应、鼻饲液种类及量等。

（9）长期鼻饲者应定期更换胃管，普通胃管每周更换一次，硅胶管每月更换一次。拔管时应用纱布裹住胃管在患者呼气时进行，至咽喉处时快速拔出。

（二）要素饮食

要素饮食是一种化学精制食物，含有全部人体所需的易于吸收的营养成分。其特点是可直接被肠道吸收，且营养价值高，营养全面。

1.适应证

危重患者、胃肠道疾病、严重感染、重度烧伤及肿瘤患者。

2.使用途径

可口服、鼻饲、经胃或空肠造瘘口滴入。

3.使用注意事项

（1）配制荤素饮食时，应严格执行无菌操作原则。

（2）使用的一般原则是从低浓度、少量、慢速开始，逐步增加，待患者可以耐受时，再确定配制要素饮食的浓度标准和摄入速度。

（3）已配制好的溶液应放在4℃以下的冰箱内保存，防止被细菌污染，并于当日用完。

（4）要素饮食的口服温度为37℃左右，鼻饲或经造瘘口注入的温度以41～42℃为宜。

（5）要素饮食滴注前后均应用温开水或生理盐水冲净管腔，防止食物积滞于管腔中而腐败变质。

（6）要素饮食停用时应逐渐减量，不可骤停，以免引起低血糖反应。

第三节　排尿护理

一、排尿的评估

（一）正常尿液的观察

1.尿量与次数

成人24h排出尿量1000～2000mL，一般日间排尿3～5次，夜间排尿0～1次，每次尿量200～400mL。

2.颜色和透明度

正常新鲜尿液呈淡黄色、澄清、透明，放置后可出现微量絮状沉淀物。

3.比重

成人正常情况下，尿比重为1.015～1.025。

4.酸碱性

正常人尿液pH为4.5～7.5，平均值为6。

5.气味

新鲜尿液有特殊气味，来源于尿内的挥发性酸。

（二）异常尿液的观察

1.尿量异常

（1）多尿：成人24h尿量超过2500mL。常见于糖尿病患者。

（2）少尿：成人24h尿量少于400mL或每小时尿量少于17mL。常见于心脏、肾脏疾病和发热、休克等患者。学龄前儿童少于300mL，婴幼儿少于200mL，即为少尿。

（3）无尿（尿闭）：成人24h尿量少于100mL或12h内无尿。常见于严重的心脏、肾脏疾病和发热、休克等患者。小儿每日尿量少于50mL为无尿。

2.颜色异常

尿液颜色异常包括以下几种情况：

（1）血尿：尿液呈红色或棕色，颜色深浅与尿液中红细胞的多少有关，尿液中含红细胞量多时呈洗肉水样。血尿常见于急性肾小球肾炎、输尿管结石、泌尿系统肿瘤、结核、感染等情况。

（2）血红蛋白尿：尿液呈酱油色或浓茶色，常见于溶血、恶性疟疾等情况。

（3）胆红素尿：尿液呈黄褐色，常见于阻塞性黄疸和肝细胞性黄疸。

（4）脓尿：尿液呈白色浑浊样，常见于泌尿系统感染。

（5）乳糜尿：尿液呈乳白色，常见于丝虫病。

3.透明度异常

尿中含有红细胞、脓细胞和大量上皮细胞、管型、黏液等，新鲜尿即出现浑浊。常见于泌尿系统感染等患者。

4.比重异常

当尿比重固定在1.010左右，提示肾功能严重受损。

5.气味异常

新鲜尿液有氨臭味，提示泌尿道感染；糖尿病酮症酸中毒时，因尿内含有丙酮，尿液有烂苹果味。

6.膀胱刺激征

表现为尿频、尿急、尿痛，常见于膀胱及尿道感染的患者。

二、影响排尿的因素

（一）心理因素

心理因素对正常排尿的影响较大，如果没有合适的环境和机会时，排尿活动可受到大脑皮层的抑制；当人处于焦虑、紧张的状态时会出现尿频、尿急、尿潴留。另外，排尿还可受到暗示的影响，如听觉、视觉或身体局部的刺激均可诱发排尿。

（二）饮食与气候

液体的摄入量以及液体的性质可直接影响尿量和排尿的次数。如：饮用咖啡、浓茶、含糖类饮料可引起排尿增加；饮食中如含钠和盐类成分较高，则会引起尿量减少。夏季气候炎热，人体大量出汗、呼吸增快可引起尿液浓缩和尿量减少；冬季气候寒冷，人体血管收缩，皮肤水分蒸发减少则表现为尿量增加。

（三）治疗与检查

因为疾病的原因，如失血、失液等，导致尿液减少，外科手术中使用麻醉剂可干扰排尿反射，导致尿潴留。某些检查可能会引起尿道损伤（水肿），也可引起排尿障碍。有些药物（如止痛剂、镇静剂）的使用可导致神经系统受到干扰，从而影响排尿。

（四）疾病

神经系统病变和损伤可导致排尿意识障碍，出现尿失禁；肾脏病变可导致尿液生成障碍，出现少尿、无尿；泌尿系统的疾病（结石、肿瘤）可导致排尿障碍，出现排尿困难和尿潴留。

（五）排尿习惯

个人长期的生活习惯，如排尿的姿势、环境的要求、是否有夜间排尿的习惯等均能影响排尿。

三、排尿异常的护理

（一）尿失禁

尿失禁是指排尿失去意识控制，尿液不自主地流出。

1.分类

（1）真性尿失禁（完全性尿失禁）：膀胱完全不能储存尿液，处于空虚状态，持续发生滴尿现象，可见于昏迷、截瘫患者；手术或分娩等原因引起的膀胱括约肌损伤或支配括约肌的神经损伤。

（2）假性尿失禁（充溢性尿失禁）：膀胱充盈达一定压力时，尿液不自主地溢出或滴出，多见于前列腺增生、尿道狭窄。

（3）压力性尿失禁：腹部压力增加（如咳嗽、喷嚏、大笑）时出现不自主的排尿，多见于妊娠后期或老年女性。

2.尿失禁患者的护理

（1）心理护理：尊重、理解患者，及时给患者提供必要的帮助，消除患者的不良情绪，树立战胜疾病信心。

（2）皮肤护理：首先，保持患者会阴部皮肤的清洁干燥很重要；其次，要保持病床的清洁与干燥，特别要注意观察患者会阴部的皮肤的状况，做到勤观察、勤整理、勤清洗、勤更换，这样可有效地防止，避免压疮的发生。

（3）尿液管理：女患者可用女式尿壶紧贴外阴接取尿液，或使用一次性成人尿布垫和纸尿裤；男患者可使用尿壶接尿，也可用阴茎套连接集尿袋，接取尿液，但这种方法不宜长期使用；长期尿失禁的患者，可采用留置导尿管的方法。

（4）室内环境：定期打开门窗通风换气，去除不良气味。

（5）健康教育。

①鼓励患者适当摄入液体：在病情的允许下，指导患者每日白天摄入2000～3000mL液体，以促进排尿反射，预防泌尿系统感染。②训练膀胱功能：定期使用便器，开始白天每隔1～2h送一次便器，以后逐渐延长憋尿时间，以训练有意识排尿。③锻炼盆底肌：指导患者进行收缩和放松盆底肌肉的训练，以增强控制排尿的能力。具体方法为患者可取立、坐、卧位，试做排尿（排便）动作，缓慢收紧盆底肌肉，再缓慢放松，每次持续10s，连续做10次，每天可练习数次，前提是患者不感到疲劳。在病情许可的情况下，鼓励患者做床上翻身、抬腿运动或下床活动，以增强腹部肌肉张力。

（二）尿潴留

尿潴留是指大量尿液留存在膀胱内不能自主排出。患者膀胱高度膨胀至脐部，膀胱容积可达到3000～4000mL。患者主诉下腹部胀痛、尿意强烈但排尿困难。体检可见耻骨上膨隆，可扪及囊性包块，叩诊呈实音，有压痛。

1.分类

（1）机械性梗阻：膀胱颈部或尿道有梗阻性病变造成排尿受阻，如肿瘤压迫尿道。

（2）动力性梗阻：排尿功能障碍引起，如外伤、疾病、使用麻醉剂等。

（3）其他：如不习惯床上排尿、某些心理因素（焦虑、紧张）、大量饮酒后。

2.尿潴留患者的护理

（1）心理护理：尿潴留患者常表现为急躁、紧张、痛苦和焦虑，护士给予安慰和解释，消除患者不良情绪，鼓励其树立战胜疾病的信心，使患者积极配合治疗和护理。

（2）姿势和环境：尽量使患者以习惯的体位和姿势排尿，在病情许可的情况下采取适当的姿势排尿。对需绝对卧床休息或某些手术患者应有计划地提前训练在床上排尿，以免因改变排尿姿势而发生尿潴留。护士还应为患者提供隐蔽的排尿环境，如用屏风或床帘遮挡、关闭门窗、请探视人员回避等。

（3）诱导排尿：利用条件反射诱导排尿，如让患者听流水声或用温水冲洗会阴部，以诱导排尿。

（4）热敷、按摩：热敷、按摩下腹部，可解除肌肉紧张，促使排尿。膀胱高度膨胀时，按摩应注意力度（以免造成膀胱破裂），使肌肉放松，促进排尿。

（5）针灸、药物：采用针灸治疗（常用中极、三阴交、曲骨等穴），刺激排尿；必要时遵医嘱肌内注射卡巴胆碱。

（6）导尿术：如经上述措施处理无效，则需采用导尿术。

（7）健康教育：教育患者预防尿潴留，如养成定时、及时排尿的习惯。前列腺肥大患者勿过度劳累和饮酒，并注意预防感冒等。

四、导尿管留置术

导尿管留置术是指在导尿后，将导尿管保留在膀胱内持续引流出尿液的技术。

（一）目的

（1）用于抢救休克、危重患者时能准确记录尿量，测量尿比重，以密切观察病情的变化。

（2）为盆腔内脏器手术患者引流尿液，以排空膀胱，避免术中误伤。

（3）某些泌尿系统的患者手术后留置导尿管，可用于持续引流和冲洗，同时可减轻手术切口的张力，以促进伤口的愈合。

（4）对昏迷、瘫痪等尿失禁患者或会阴部有伤口的患者留置导尿管，可保持会阴部的清洁干燥，预防压疮的发生。

（二）准备

（1）护士准备：衣帽整洁、洗手、戴口罩。

（2）患者准备：患者和家属知道留置导尿管的目的、注意事项。

（3）用物准备：同导尿术用物，导尿管为气囊导尿管，备10mL无菌注射器及无菌生理盐水，另备无菌集尿袋、别针、胶布、快速手消毒液。

（4）环境准备：环境清洁、调节室温、酌情关闭门窗、床帘以遮挡患者。

（三）方法

剃去阴毛，行导尿术（同男、女患者导尿术），固定尿管。

气囊固定法：使用双腔气囊导尿管时，插入导尿管后，见尿液流出后再插入5~7cm，再根据导尿管上注明的气囊容积，向气囊内注入0.9%氯化钠注射液5~10mL。轻轻回拉有阻力，即可证实导尿管已固定。

（四）护理措施

（1）向患者解释留置导尿术的重要性，使其主动配合护理。

（2）保持引流通畅，引流管要妥善固定，避免受压、扭曲、堵塞。

（3）防止逆行感染。①保持尿道口清洁：女患者用消毒棉球擦拭外阴和尿道口，男患者用消毒棉球擦拭尿道口、阴茎头和包皮，每日1～2次。②每日定期更换集尿袋，及时观察并排空集尿袋，注意记录尿量。③长期留置导尿管的患者，每周更换导尿管1次。④患者如离床活动，需注意安置好引流管和集尿袋，高度应在耻骨联合以下，以防尿液逆流，导致泌尿系统感染。⑤在病情允许的情况下，可鼓励患者多饮水，达到冲洗尿道的目的。⑥每周查1次尿常规，如发现尿液浑浊、沉淀、结晶，应及时做膀胱冲洗。⑦训练膀胱功能：可采用间歇式夹管方式，使膀胱定时充盈、排空，以促进膀胱功能的恢复。

第四节　排便护理

食物通过胃和小肠的吸收后，食物残渣储存在大肠内，一部分水分经大肠吸收，其余经细菌发酵和腐败作用后形成粪便。粪便的性质、形态可反映消化系统的功能。护士通过对患者排便活动、粪便的观察，可以及时了解患者的病情，可为诊断和治疗、护理提供依据。

一、粪便的观察

（一）正常粪便的观察

1.量与次数

每日排便量与食物的种类、数量及消化器官的功能有关。一般成人每日排便1～3次（婴幼儿3～5次），平均量150～200g。

2.形状与颜色

正常粪便柔软成形，呈黄褐色，婴儿的粪便呈黄色或金黄色。粪便的颜色可因摄入的食物和药物的不同而发生不同的变化。

3.气味和混合物

粪便的气味是由于蛋白质经细菌分解发酵而产生，气味因摄入食物的种类而异。粪便中含有少量黏液，有时可伴有未消化的食物残渣。

（二）异常粪便的观察

1.次数

成人每日排便超过3次或每周少于3次且形状改变，为排便异常。

2．形状

当出现消化不良或急性肠炎时，患者的粪便表现为糊状或水样；当出现便秘时，患者的粪便表现为干结、坚硬、栗子样；当直肠、肛门狭窄或肠道部分梗阻时，患者的粪便表现为扁平状或带状。

3．颜色

①柏油样便：见于上消化道出血；②暗红色便：见于下消化道出血；③陶土色便：见于胆道完全梗阻；④果酱样便：见于阿米巴痢疾或肠套叠；⑤粪便表面有鲜血或便后有鲜血滴出，多见于直肠息肉、肛裂或痔疮；⑥霍乱、副霍乱粪便为白色"米泔水"样。

二、影响排便的因素

（一）年龄

年龄影响个体对排便的控制，主要表现在：①2～3岁以下的婴幼儿因神经系统发育不完善，不能控制排便；②老年人因腹壁肌肉张力的下降、胃肠蠕动减慢、肛门括约肌松弛等原因出现排便功能异常。

（二）饮食

均衡的食物、充足的液体以及含有足够的纤维素的食物是维持正常排便的重要条件。当摄入不足、食物中缺少纤维素和水分时，可导致粪便变硬、排便减少。

（三）活动

适当的活动可较好地维持肌肉的张力，并能刺激肠道的蠕动，这些均有助于维持正常的排便功能。长期卧床、缺乏活动的患者，可出现肠蠕动减弱、排便困难。

（四）个人排便习惯

每个人有自己的排便习惯，如一定的排便环境、排便时间等，当这些习惯受到影响或外界环境的干扰时，正常的排便规律可受到影响。

（五）心理因素

不良的心理因素，如紧张、恐惧、焦虑、抑郁可导致排便异常。

（六）治疗因素

某些治疗和检查可引起机体疼痛和肠道平滑肌的麻痹而导致排便困难。某些药物的使用可直接影响肠道活动，如：过度使用泻药可引起严重的腹泻；长期服用缓泻剂，可导致肠道感受器的敏感性降低，出现慢性便秘；长期服用抗生素，可干扰肠道正常菌群，引起腹泻或便秘。

（七）社会文化因素

社会文化教育可影响个体的排便习惯。排便是个人隐私，当个体因排便问题需要医务人员协助而丧失隐私时，个体会出现压抑排便需要而导致排便障碍。

三、排便异常的护理

（一）腹泻

腹泻是指肠蠕动增快，排便次数增多，粪便稀薄而不成形，甚至呈水样。

1.去除病因

停止进食被污染的饮食，对肠道感染的患者可遵医嘱给予治疗。对患者进行耐心地解释和安慰，做好清洁护理，提高患者的自信心。

2.卧床休息

减少体力消耗，减少肠蠕动。

3.饮食护理

鼓励患者多饮水，酌情给予清淡、流质或半流质饮食。腹泻严重时可暂时禁食。

4.皮肤护理

做好肛周皮肤清洁护理，每次便后用软纸擦净肛门，再用温水清洗，肛门周围涂以油膏，减少局部刺激，以保护肛周皮肤。

5.防止水、电解质紊乱

遵医嘱使用止泻剂，并补充电解质。必要时可采取静脉输液以维持水、电解质平衡。

6.观察记录

注意观察粪便的颜色、次数、性质，及时记录，需要时留取标本送检。疑为传染病时，按肠道隔离原则护理。

7.健康教育

①向患者解释引起腹泻的原因和防治措施；②鼓励患者多饮水，饮食宜清淡并注意饮食卫生；③指导患者观察排便情况，有异常及时与医护人员联系。

（二）便秘

便秘是指排便次数减少，粪质干燥、坚硬，排便困难。

1.心理护理

解释便秘的原因及护理措施，消除患者思想顾虑及紧张情绪。

2.提供排便环境

用屏风或床帘遮挡，以保护患者隐私。

3.选取适宜排便姿势

如病情许可的情况下，患者取坐位或蹲位。能下床的患者，可扶助下床在床旁或卫生间排便。不能下床的患者，可适当抬高床头，以便于排便。

4.腹部按摩

患者排便时，可按结肠解剖位置做按摩（升结肠→横结肠→降结肠），刺激肠蠕动，增加腹压，帮助排便。

5.口服缓泻剂

遵医嘱给口服缓泻剂，如番泻叶、果导片等。

6.使用简易通便剂

常用的有开塞露、甘油栓等。目的是软化粪便，润滑肠壁，促使排便。

7.灌肠术

如经上述措施处理无效时，则需采用灌肠术。

8.健康教育

①向患者讲解有关排便知识，养成定时排便习惯的重要性；②建立合理的食谱，多吃蔬菜、粗粮等富含纤维素的食物，多饮水，适当摄取油脂类食物；③安排适当活动，如散步、体操、打太极拳等。

（三）大便失禁

大便失禁是指由于肛门括约肌不受意识控制而不自主地排便。

1.心理护理

护士应尊重和理解患者，消除患者自卑、紧张、羞涩、焦虑等不良情绪，开导、安慰患者。

2.保持室内空气清新

定时开窗通风换气，除去室内不良气味，使患者舒适。

3.皮肤护理

重点保护肛周皮肤清洁，及时更换被污染的被单和衣裤，保持床铺清洁、干燥、平整；病床上加铺一次性被单，患者可使用成人纸尿裤，使用期间，要注意经常更换，每次更换时用温热水清洗会阴部，必要时可在肛门周围涂油膏给予保护；注意观察患者骶尾部皮肤情况，定时翻身按摩，防止压疮的发生。

4.重建排便能力

了解患者排便时间、规律，观察排便的表现，酌情给患者使用便器。如患者因进食刺激肠蠕动而引起排便，则应在饭后及时给予便器；如患者排便无规律，则可定时给患者使用便器，以试行排便，帮助患者重建排便的控制能力。

5.健康教育

①向患者及家属解释排便失禁的原因及肛周皮肤护理方法。②对患者及家属进行饮食卫生知识指导。③教会患者肛门括约肌及盆底肌肉收缩锻炼的方法。

四、灌肠术

灌肠术是将一定量的溶液由肛门经直肠灌入结肠，以帮助患者清洁肠道、排便、排气，或由肠道供给药物或营养，达到确定诊断和进行治疗目的的技术。

（一）大量不保留灌肠术

1.目的

（1）软化和清除粪便，解除便秘和肠胀气。

（2）清洁肠道，为手术、检查或分娩做准备。

（3）稀释、清除肠道内有毒物质，减少肠道吸收。

（4）为高热患者降温。

2.准备

（1）护士准备：衣帽整洁、洗手、戴口罩。

（2）患者准备：评估患者，使患者和家属清楚灌肠的目的及灌肠过程中的感觉，学会深呼吸和取合适的卧位，并嘱患者排空膀胱。

（3）用物准备：一次性灌肠袋1个或灌肠筒1套、肛管（18～22号）1根、弯盘1个、止血钳1把、液状石蜡1瓶、棉签1袋、纸巾、水温计、一次性尿布（治疗巾）、一次性手套、快速手消毒液。

常用灌肠溶液：0.9%氯化钠溶液、0.1%～0.2%肥皂液。

灌肠溶液的量及温度：成人每次为500～1000 mL，小儿每次为200～500 mL。溶液的温度为39～41℃；降温时温度为28～32℃；中暑患者灌肠溶液（0.9%氯化钠溶液）温度为4℃。

（4）环境准备：关闭门窗，调节室温，用床帘或屏风遮挡患者。

3.操作步骤

大量不保留灌肠操作步骤及操作要点见表1-1。

表1-1 大量不保留灌肠术

操作步骤	操作要点
核对解释	携带用物至床沿，核对患者，解释目的及操作方法
安置卧位	协助患者取左侧卧位，双膝屈曲，臀部移至床沿。一次性尿布（治疗巾）垫于患者臀下
润管排气	挂灌肠筒或一次性灌肠袋于输液架上，液面距离肛门40~60cm，戴手套，润滑肛管前端，排尽肛管内空气，关闭开关
插管灌液	一手垫纸巾分开患者肛门，一手持血管钳将肛管轻轻插入直肠7~10cm，同时嘱患者做深呼吸。小儿插入直肠4~7cm。固定肛管，打开开关，使灌肠液缓慢流入
密切观察	观察灌肠筒或袋内液面下降的情况及患者的反应，如流入不畅，可轻轻转动或挤压肛管。如患者感到腹胀和便意，应适当放低灌肠筒（袋），并嘱患者做张口呼吸
拔管	灌肠溶液完全流尽，关闭开关，用纸巾包住肛管轻轻拔出，放入医疗垃圾袋内。擦净肛门
安置患者	协助患者取舒适卧位，嘱咐患者尽可能忍5~10min后再排便
洗手记录	协助患者排便，安置患者，分类处理垃圾，整理床单位，开窗通风取速干洗手消毒双手。记录方法：灌肠后排便1次记为1/E；灌肠后未排便记为0/E

4.注意事项

（1）禁忌证：妊娠、急腹症、严重心血管疾病、消化道出血等患者。

（2）准确掌握灌肠溶液的温度、浓度、流速、压力和溶液的量。肝性脑病患者，禁用肥皂水灌肠，以减少氨的吸收；伤寒患者灌肠，溶液量不得超过500 mL，压力要低（即液面高度不超过肛门30 cm）；充血性心力衰竭或水钠潴留的患者，禁用0.9%氯化钠溶液灌肠，以减少钠的吸收。

（3）灌肠过程中应严密观察患者的病情变化，如患者出现脉速、面色苍白、出冷汗、剧烈腹痛、心慌气急时，应立即停止灌肠，并与医生联系给予紧急处理。

（4）降温灌肠时，应保留30min后再排出。排便后隔30 min测量体温并记录。

（5）注意保护患者自尊，尽量减少患者肢体暴露。

（二）小量不保留灌肠术

1.目的

（1）用于腹部、盆腔术后，保胎孕妇，危重患者，患儿，年老体弱等患者，可软化粪便，解除便秘。

（2）排出肠道内积气，减轻腹胀。

2.准备

（1）护士准备：衣帽整洁、洗手、戴口罩。

（2）患者准备：使患者和家属知道灌肠的目的、操作程序和配合要点，排尽尿液、学会深呼吸并取合适的卧位。

（3）用物准备。①治疗盘内备：注洗器、量杯或灌肠筒（小容量）、肛管（14～16号）、温开水5～10mL、水温计、纸巾、棉签、液状石蜡、血管钳、弯盘、快速手消毒液。另备：一次性治疗巾、一次性手套、便器、便盆巾、大毛巾。②灌肠溶液：a."1、2、3溶液"（50%硫酸镁30mL、甘油60mL、温开水90mL）；b.油剂（温开水50mL和甘油50mL）。

（4）环境准备：关闭门窗，调节室温，用床帘或屏风遮挡。

3.操作步骤

小量不保留灌肠术操作步骤及操作要点见表1-2。

4.注意事项

（1）灌肠时插管深度为7～10cm，压力宜低，灌肠液注入的速度不宜过快。

（2）每次抽吸灌肠液时应夹住肛管，防止空气进入肠道，导致腹胀。

（三）清洁灌肠术

清洁灌肠术是反复多次进行大量不保留灌肠的方法。方法：先用0.1%～0.2%肥皂液行大量不保留灌肠，再用0.9%氯化钠溶液灌肠数次，直至排出液体为澄清透明、无粪块。由于清洁灌肠续时间长，患者感到疲劳、痛苦，同时清洁肠道不彻底，临床上此方法已不常用，现多采用口服高渗溶液清洁肠道法。

表1-2 小量不保留灌肠术

操作步骤	操作要点
核对解释	携带用物至床旁，核对患者，解释操作目的、操作方法及配合方法
安置卧位	协助患者取舒适卧位
润管排气	戴手套，将肛管前端润滑，用注洗器吸取灌肠液，连接好肛管，排尽注洗器及肛管内空气后，用血管钳夹紧肛管。或挂小容量灌肠筒于输液架上，液面距离肛门不超过30cm，戴手套，润滑肛管前端，排尽肛管内空气，关闭开关
插管灌液	一手垫纸巾分开患者肛门，一手持血管钳将肛管轻轻插入直肠7~10cm，同时嘱患者做深呼吸，固定肛管，打开开关或血管钳，让灌肠液缓慢流入。最后注入5~10mL温开水，完毕将肛管末端抬高，直至全部流入
拔管	灌肠完毕，用纸巾包裹反折的肛管并拔出.放入医疗垃圾袋
交代患者	协助患者穿好裤子，嘱咐患者尽可能保留溶液10~20min后排便
整理	整理床单位
洗手记录	洗手，记录。观察大便性状，必要时留取标本送检

（四）口服高渗溶液清洁肠道法

口服高渗溶液后，肠道内水分大量增加，可达到软化粪便、刺激肠蠕动，促使排便、清洁肠道的目的。

方法：患者术前3天进半流质饮食，术前1天进流质饮食，术前1天下午2:00~4:00口服20%甘露醇200mL、5%葡萄糖1000mL，温度为10~20℃，服后15~30min可反复排便。

（五）保留灌肠术

保留灌肠术是指将药液灌入直肠或结肠内，通过肠黏膜吸收以达到治疗疾病目的的技术。

1.目的

（1）用于镇静、催眠治疗。

（2）肠道感染等。

2.准备

（1）护士准备：衣帽整洁、洗手、戴口罩。

（2）患者准备：使患者和家属了解保留灌肠的目的，取合适卧位，排净粪便和尿液。

（3）用物准备。①治疗盘内备：注洗器、量杯或小容量灌肠筒、肛管（12～14号）温开水5～10mL、弯盘、纸巾、温度计、一次性治疗巾、一次性手套、快速手消毒液。②灌肠溶液：镇静催眠常用10%水合氯醛；肠道感染常用2%小檗碱、0.5%～1%新霉素及其他抗生素；药物剂量遵医嘱。药液量限制在200mL以内，温度39～41℃。

（4）环境准备：关闭门窗，用床帘或屏风遮挡患者，酌情调节室温。

3.操作步骤

保留灌肠术操作步骤和操作要点见表1-3。

表1-3 保留灌肠术

操作步骤	操作要点
核对解释	核对患者。向患者及家属解释操作目的和需配合事项，以取得合作，协助患者排尿、排便，减轻腹压，清洁肠道，便于药物 保留和吸收
安置卧位	根据病情选择不同选择卧位：慢性痢疾者病变在直肠和乙状结肠，故应取左侧卧位；阿米巴痢疾者病变在回盲部，采用右侧卧位，可提高疗效。协助患者脱裤至膝部。抬高臀部约10cm，臀下垫橡胶单及治疗巾或一次性治疗巾，臀边放弯盘
润管排气	戴手套，用注洗器抽吸药液，连接肛管并润滑肛管前端，排尽空气，用血管钳夹闭管子
插管灌液	左手垫纸巾分开臀部，显露肛门，右手持管轻轻插入10～15cm，固定肛管，松开血管钳，缓缓注入药液，药液注入完毕后，再注入5～10mL温开水，抬高肛管末端并夹管

操作步骤	操作要点
拔管	用纸巾包裹肛管轻轻拔出置于弯盘内，擦净肛门，垫纸巾在肛门处轻轻按揉。嘱患者取舒适体位，让患者尽量忍耐，保留药液1h以上
整理	分类处理垃圾，将肛管等医疗垃圾放入医疗垃圾袋内，脱手套，洗手，整理床单位，开窗通风
洗手记录	再次洗手后记录

4.注意事项

（1）正确评估患者，了解灌肠的目的和病变部位，采取灌肠的正确的卧位和掌握插管的深度。

（2）肠道感染的患者，最好在晚上睡觉前灌肠，因为此时活动量小，药液易于保留吸收。

（3）灌肠前嘱患者排便，选用的肛管要细，插管要深，液量要小，液面距肛门不超过30cm，使灌入药液能保留较长时间，以利于肠黏膜对药液的充分吸收。

（4）肛门、直肠、结肠等手术后及排便失禁的患者均不宜做保留灌肠。

（六）简易通便术

简易通便术是指使用开塞露、甘油栓等简易通便剂，帮助患者软化粪便、润滑肠壁、刺激肠蠕动、排出粪便的方法。

1.目的

软化粪便、润滑肠壁、刺激肠蠕动、排出粪便。

2.准备

（1）护士准备：衣帽整洁、洗手、戴口罩。

（2）患者准备：使患者和家属了解简易通便的目的与配合的方法。

（3）用物准备：治疗盘内备通便剂、纸巾、剪刀、一次性手套、快速手消毒液、便盆。

3.操作方法

（1）开塞露法：将用物携带至床旁，核对患者，解释操作目的。协助患者取左侧卧位，暴露肛门，用剪刀剪去开塞露顶端并修圆，挤出少量液体润滑开口处，嘱患者深呼吸，戴好一次性手套，把开塞露前端轻轻插入肛门，将药液全部挤入直肠，嘱患者忍耐5～10min后再排便。洗手、整理、记录。

（2）甘油栓法：将用物携带至床旁，核对患者，解释操作目的。协助患者取左侧卧位，暴露肛门，戴好一次性手套，将甘油栓轻轻插入肛门至直肠，并用手轻轻按揉患者肛门部，嘱患者忍耐5～10min后再排便。洗手、整理、记录。

4.注意事项

（1）操作时，注意手法轻柔，以免损伤患者直肠黏膜。

（2）嘱患者忍耐5～10min后再排便，以免因大便干硬，用力排便而造成患者肛裂、出血。发生大便嵌顿的患者，如经简易通便或灌肠后仍无效时，可采用人工取便法，解除患者的痛苦。

第五节　排气护理

肠胀气是指胃肠道内有过多的气体积聚，不能排出。患者腹部膨隆，感觉腹胀、腹痛。

一、肠胀气患者的护理

（1）心理护理：向患者解释肠胀气的原因、治疗及护理措施，缓解患者紧张、焦虑情绪。

（2）适当活动：鼓励患者在病情的允许下，进行适当的活动，如床上翻身、下床活动等。

（3）必要时遵医嘱给药或行肛管排气。

（4）健康教育：指导患者调整食谱，注意合理的饮食，尽量不食用易产气的食物和饮料。教会患者腹部按摩的方法。

二、肛管排气法

肛管排气法是将肛管从肛门插入直肠，以排除肠内积气的方法。

（一）目的

帮助患者排出肠腔积气，减轻腹胀，缓解不适。

（二）准备

（1）护士准备：衣帽整洁、洗手、戴口罩。

（2）患者准备：使患者和家属了解肛管排气法的目的、注意事项和配合的方法。

（3）用物准备：治疗盘内备弯盘、肛管（26号）玻璃接头、橡胶管、玻璃瓶（盛3/4的水）、棉签、润滑油、纸巾、一次性手套、瓶口的系带、胶布、快速手消毒液。

（4）环境准备：关闭门窗，用床帘或屏风遮挡患者。

（三）操作步骤

肛管排气法操作步骤和操作要点见表1-4。

表1-4 肛管排气法

操作步骤	操作要点
核对解释	携带用物至床旁、核对患者，交代操作目的及注意事项、配合的方法
安置卧位	协助患者取仰卧位或左侧卧位、将裤子褪至膝部露出肛门，注意遮挡、保护患者
系瓶连管	将肛管（26号）、玻璃接头、橡胶管连接好，橡胶管的另一端放于玻璃瓶内（液面以下），玻璃瓶用系带固定于床边
插管固定	润滑肛管前端，戴手套，嘱患者深呼吸，左手垫纸巾分开患者臀部，右手持肛管轻轻插入直肠15～18cm，用胶布将肛管固定
观察排气	如有气体排出，玻璃瓶内可观察到气泡逸出排气不明显时，可协助患者翻身、改变体位、按摩或做腹部热敷
拔出肛管	保留肛管时间不超过20min拔管后，将肛管等放于医疗垃圾袋内，清洁肛门，协助患者穿好裤子，取舒适体位
整理记录	整理床单，开窗通风。洗手，记录

（四）注意事项

（1）肛管保留时间在20min以内，因为时间过长，会降低肛门括约肌反应，导致肛门括约肌永久性松弛，必要时可间隔2～3h后重新插管排气。

（2）注意遮挡，保护患者隐私。

第二章 各种标本的采集与观察

第一节 标本采集的临床意义

随着医学的发展，临床各种辅助检查不断更新和进步，为疾病的诊断和治疗提供了可靠的依据。其中临床常用化验检查仍为重要的检查手段。正确的化验结果反映了机体的生理、病理变化，在诊断、治疗疾病、判断病情、估计预后、康复指导中均起着重要作用。而正确的检验结果与标本的采集方法、采集时间、采集程序、采集数量和质量有着密切关系。如标本采集不当将严重影响检验结果，贻误诊断和治疗，给患者造成不良后果。另外，标本的采集正确可靠，还能为医学科学研究提供可靠依据。因此，采集标本必须以科学的态度，认真负责地做好。

第二节 各种标识采集法

一、静脉采血法

（一）护理评估

（1）了解静脉采血的目的。

（2）检查血液的血细胞、血清、血型、抗原、抗体及血中各种化学成分的变化，作为疾病诊断、治疗、预防的依据或参考。

（3）检查血清中的药物浓度，作为用药参考。

（4）评估患者配合操作的能力，了解患者的诊断。

（二）计划

1.工作人员准备

衣帽鞋整洁，戴好口罩、帽子，洗手。

2.用物准备

治疗盘内放皮肤消毒液、无菌棉签、止血带、弯盘，根据抽血量备空针（一次性）。试管贴标签，填写床号、姓名。核对化验单并填妥患者床号、姓名、住院号、标本名称。

（三）操作步骤

（1）核对检验申请单、容器及标签，核对患者姓名、并说明目的及方法。

（2）选择合适静脉，常规消毒。按静脉注射法行静脉穿刺，抽取所需血量，松解止血带。以无菌干棉签轻压穿刺点，拔出针头，按压片刻。

（3）取下针头、注射器乳头贴近试管壁，将血液注入，加抗凝剂之血液标本，应立即轻轻摇动。

（4）抽血做细菌培养时，应先将培养瓶口之上层封盖松解。血抽出后，立即将上层封盖揭开，针头刺入内层封盖，将血注入培养基内，拔出针头，随即盖好上层封盖，捆扎后轻轻摇动片刻（根据标本瓶瓶口密封形式进行注血操作）。

（5）采血完毕，连同化验单及时送验，清理用物，归还原处。

（四）评价

采集标本之注射器、针头、容器必须干燥。勿将泡沫注入容器内，以防溶血。做生化检验的标本，宜在空腹采集。血培养标本必须严格无菌操作，防止污染。加抗凝剂之标本，血注入后立即轻轻摇动，以防血液凝固。二氧化碳结合力测定之血标本，应及时加盖橡皮盖，立即送验，以免影响结果。

二、尿标本采集法

（一）尿常规检查采集法

1.护理评估

（1）了解患者的临床诊断及患者需做的检查名称，以明确收集尿标本的种类和目的；对患者的合作能力进行评估。

（2）常规标本常用于检查尿液的色泽、透明度、比重、蛋白、糖、细胞和管型等。

2.用物准备

容量为100 mL的清洁尿杯，并标明患者的科室、床号、姓名，化验单。

3.操作步骤

将注明科别、床号、姓名、送验日期、检验项目的标签贴于容器上，嘱患者将晨起第一次尿约100mL留于容器中。

（二）24h尿标本采集法

1.护理评估

查钾、钠、氮、17-羟类固醇、17-酮类固醇、肌酐、肌酸、尿糖定量及尿液浓缩查结核分枝杆菌等。

2.用物准备

清洁有盖容量300～500mL的大口容器、标签、防腐剂。

3.操作步骤

将注明科别、床号、姓名、起止时间的标签贴在容器上，交于患者，并说明留取尿标本的目的和方法，嘱患者晨7时排空膀胱弃去尿液后开始留尿至次日晨7时，将24h内全部尿液留于容器中。

为避免尿液变质，除将容器放在阴凉处外，可根据检验要求加入适量防腐剂。①甲醛：每30mL尿液加40％甲醛1滴，能固定尿液中的有机成分，对细菌管型等有形成分保存较好，适用于做爱迪氏计数的尿标本。②浓盐酸：24h尿中加5～10mL，能防止尿中激素被氧化，用于内分泌系统检查，如17-酮类固醇、17-羟类固醇。③甲苯：在第一次尿液留取后加入数滴，可形成一薄膜，覆盖于尿液表面，可保持尿液的化学成分不变，常用于测定尿蛋白定量、尿糖定量等，如果测定尿中的钠、钾、氮、肌酐、肌酸等，需加10mL以防腐。

（三）尿培养标本采集法

1.护理评估

取未被污染之尿液做细菌学检查，以明确诊断。

2.用物准备

（1）导尿法。操作方法同导尿术，留取尿标本送验。

（2）中段尿留取法。用物：无菌治疗碗，内盛0.1％新洁尔灭100～200mL，无菌血管钳（或持物钳）、无菌纱布或大棉球、消毒指套或手套一只、试管夹、无菌培养瓶或试管、便盆、屏风。

3.操作步骤

（1）女患者：①患者取坐位或卧位，臀下置便盆。②操作者按导尿术清洁，消毒外阴。③嘱患者自行排尿，操作者用试管夹持试管，接取中段尿。④塞紧瓶塞，贴上标签。⑤协助患者穿衣裤，整理用物。

（2）男患者：操作方法基本同女患者，消毒时仅消毒尿道口及周围即可。

4.评价

（1）不可将粪便混入尿液中，以免影响检验结果。

（2）女患者月经期不宜留取尿标本。

（3）培养标本采集法，若患者已用抗生素或磺胺类药物，应在化验单上注明。

三、痰标本采集法

（一）护理评估

（1）检查患者痰液的颜色、数量、分层、气味、黏稠度等。

（2）检查是否有病菌或突变细胞，以协助诊断。

（二）用物准备

痰盒1个，标明床号、姓名及标本名称，必要时备吸痰设备1个。

（三）操作步骤

1.常规标本采集法

将写好科别、床号、姓名、检验目的的标签贴在蜡纸盒或小瓶上交于患者，嘱患者晨起漱口后用力咳出气管深处的痰液于容器内；如查找癌细胞，应立即送验，也可用95%酒精或10%福尔马林固定后送检。

2.24h痰标本采集法

将写好科别、床号、姓名、留痰起止时间贴在容器上交于患者，嘱患者将24 h全部痰液吐入容器内。注意不可混入唾液、鼻涕、漱口水等。

3.痰细菌培养标本采集法

（1）将写好科别、床号、姓名、检验目的之标签贴在培养瓶上，向患者说明目的及方法。

（2）嘱患者漱口后深吸气，然后用力咳嗽，将咳出之痰液吐入无菌容器内，盖好容器盖。

（3）昏迷患者可用无菌吸痰管接无菌注射器吸取标本。

四、粪便标本采集法

（一）护理评估

留取标本前应了解患者的临床诊断；了解检查的项目以明确收集标本的种类，做到提前告知患者留取标本的注意点；了解患者的合作能力。

留取粪标本观察大便物理性状，做细菌培养、寄生虫及虫卵检查、大便隐血检查等。

（二）用物准备

（1）干净便盆1个。

（2）常规检查备集便盒1个（内附棉签两支）。

（3）粪便培养备培养皿1个。

（4）寄生虫检查备寄生虫检便盒1个。

（三）操作步骤

1.常规标本

用竹签取少量粪便放入容器内，及时送验。腹泻患者应取脓血或黏液部分，查寄生虫卵者，应在粪便不同部位采集适量标本。

2.隐血标本

（1）嘱患者禁食肉类、肝、血及菠菜等含叶绿素食物及含铁类药物3d。

（2）3d后，按常规标本采集法留取粪便少量送验。

3.寄生虫及虫卵标本留取法

（1）查寄生虫卵时，应采集不同部位的粪便标本5～10g，尽量采集带血和黏液部分。

（2）查阿米巴原虫，须先用热水将便盆加温，便后连同便盆送验，也可将标本置于加温的容器中送验。

（3）服驱虫药后或做血吸虫孵化检查，应留取全部粪便并及时送验。

4.培养标本

嘱患者排便于清洁便盆中，用无菌棉签采取粪便的脓血或黏液部分少许，放入标本容器中盖好，立即送验。或用浸有生理盐水之无菌棉签插入肛门6～7cm，轻轻转动，取出粪便放入无菌培养试管中盖好，送验。

五、咽拭子培养

（一）护理评估

采取咽及扁桃体分泌物做细菌培养，协助诊断。

（二）用物准备

无菌咽拭子培养管、长棉签、酒精灯、火柴、压舌板、无菌生理盐水。

（三）操作步骤

备齐用物携至患者床旁，并向患者说明目的及方法。点燃酒精灯，嘱患者张口发"啊"音，或用压舌板将舌压于口底。用浸有无菌生理盐水之长棉签，以敏捷而轻柔的动作，擦拭两侧腭弓咽、扁桃体上之分泌物，并迅速取出。试管口及试管塞在酒精灯火焰上消毒后，将棉签插入试管，再次消毒密封送验。

（四）评价

操作过程中避免污染，以免影响结果。霉菌培养，须在口腔溃疡面上取分泌物。

第三章 排痰、排尿、排便患者的观察与护理

第一节 排痰患者的观察与护理

一、对排痰患者的观察

痰液是肺泡、支气管、气管内的分泌物。正常情况下呼吸道分泌物很少，不引起咳嗽或咳痰。当呼吸系统发生某些病变时则痰量增多，且有颜色、气味及性状的改变，应注意观察。

（一）颜色

黄色或黄绿色为脓性痰，系大量脓细胞所致，表示支气管与肺有化脓性炎症；绿色表示呼吸系统存在铜绿假单胞杆菌感染，多见于慢性支气管炎；粉红色泡沫样痰见于左心功能不全、肺淤血或由于大量、快速静脉输液造成的肺水肿；铁锈色为肺泡内红细胞破裂，含铁血黄素析出混入痰中所致，见于肺炎链球菌感染引起的大叶性肺炎；巧克力色或棕色见于阿米巴肺脓疡；红棕色表示痰内有血液或血红蛋白，见于支气管扩张、肺结核、肺癌；黑色是煤尘肺和各种硅肺的特征。

（二）气味

正常人痰液无特殊气味。肺脓肿、化脓性支气管扩张、肺恶性肿瘤晚期，痰液有一种特殊的恶臭味。

（三）性状

黏液性痰呈白色或无色透明，多见于慢性支气管炎、支气管哮喘，如感染加重可呈脓性痰；脓性痰黏稠，呈黄色或黄绿色，大量脓性痰静置后可分为三层，称层痰。上层为泡沫黏液，中层为浆液性或浆液脓性，下层为坏死性组织，系支气管扩张与肺脓肿患者痰多时出现的分层现象；清水样痰伴有"粉皮"样囊壁，系棘球蚴病临床诊

断的重要依据之一。

（四）痰量

正常人一般不咳痰或仅咳少量痰。在慢性化脓性支气管扩张、肺脓肿、空洞性肺结核以及脓胸或膈下脓肿穿破膈肌进入支气管时，可咳出大量痰液。每日痰量可自数十至数百毫升不等。

（五）支气管管型

可在肺炎、慢性支气管炎、纤维性支气管炎患者的痰中找到，是由纤维蛋白、黏液等在支气管内不同部位形成的血色或灰色树枝状体。

二、对排痰患者的护理

呼吸系统疾病或呼吸困难的患者，因支气管内分泌物增多，可造成阻塞性通气功能障碍，严重时因呼吸衰竭而危及患者生命。保持呼吸道通畅，改善呼吸功能，除积极控制感染外，应做好排痰患者的护理。

（一）清除积痰

1.进行有效咳嗽的训练与辅助咳嗽

对年老、体弱、病情较重的患者，应讲明痰液对机体的危害，鼓励患者咳嗽，并对其进行有效的咳嗽训练，以帮助将痰液咳出。训练方法有以下3种：

（1）暴发性咳嗽：即嘱患者深吸气，深呼气可致后声带关闭，随之胸膜肌骤然收缩，然后尽力咳嗽将气流冲出，可促进排痰。

（2）分段咳嗽：即指导患者连续轻声咳嗽，此方法排痰效果较差，但对术后患者痛苦少。

（3）发声性咳嗽：即嘱患者深吸气，而后张口保持声门开放后咳嗽，亦可促进排痰。

对咳嗽无力、不会有效咳嗽或胸腹部手术后怕引起疼痛不敢咳嗽的患者，可在患者呼气或咳嗽时用双手在胸腹壁上加压，以减轻疼痛，提高咳嗽效果，将痰液咳出。嘱患者经常进行深呼吸以增加肺活量。定时翻身叩背，既防止肺不张，又利于排痰。

2.叩击排痰

由于痰液黏稠，加之体位的关系，分泌物易沉积于支气管壁，黏附和压迫黏膜，影响管壁纤毛摆动，造成痰液滞留不易排出，不仅加重感染，而且会增加呼吸气流的阻力。变换体位并在相应的解剖位置叩击，可促使支气管内的沉积分泌物松动、纤毛摆动，使痰液随纤毛运动向口端移动，将痰液咳出。叩击的方法是：嘱患者取坐位或侧卧位，术者五指并拢呈弓形，用力中等，以患者不感觉疼痛为宜，从肺底到肺尖，自背部胸壁外侧向内侧徐徐叩击，并嘱患者深吸气后用力咳痰，反复多次。侧卧位者可反复翻身，用同法叩击。3～5次/分，每日3～4次。

3.湿化呼吸道

可采用蒸气吸入、氧压雾化吸入、超声雾化吸入等方法进行湿化。蒸气吸入可使局部温暖湿润，促进呼吸道血液循环，松弛气管平滑肌。扩张气管，使气管黏膜分泌物稀释液化，痰液易于咳出。超声雾化是利用超声波发生器输出的高频电能，使水槽底部晶体换能器发生超声波声能，作用于雾化罐内的液体，破坏药液表面的张力和惯性，使其成为细微的雾粒，并通过导管输送给患者的一种方法。其特点是雾粒小而均匀，可随呼吸进入支气管和肺泡，以达到稀释痰液的效果。正常雾化吸入应通过口腔吸入，在平静呼气末缓慢吸气，然后在吸气末屏气10s后呼气，以增加吸入雾粒的沉降。

4.负压吸痰

咽喉部及气管内的痰液无力咳出或昏迷、呼吸功能不全与行气管切开的患者，为及时吸出呼吸道分泌物，保持气道通畅，须行负压吸痰。选用12～14号吸痰管，插管时先关闭负压，经口腔或鼻腔在患者吸气声门打开时，将导管迅速轻柔地插入到适当位置，然后启动吸痰器，边吸边使吸痰管左右旋转，缓慢上移，当听到吸入痰声后稍停数秒钟，以便吸净该处痰液，同时应将咽部及口、鼻分泌物逐段吸尽。一次吸痰时间不得超过10～15s，停止给氧时间不超过20s。痰未吸尽时，隔2～3 min后可再重复吸引，连续吸引会影响患者呼吸、加重缺氧。自气管套管内吸痰的硅胶管，外径不得超过套管口径的1/2。如痰液黏稠不易吸出，可用2%碳酸氢钠溶液4～5 mL滴入气管，稀释痰液以助吸痰。吸痰前后根据病情可适当加大吸氧流量，以提高患者的血氧浓度，防止因吸痰插管而致缺氧。注意观察患者对吸痰的反应，若患者出现呼吸暂停、严重呛咳或心动过缓时，应停止吸痰并立即给氧。注意吸痰时严格无菌操作，动作要轻柔，避免损伤黏膜。

5.纤维支气管镜吸痰

用于痰液黏稠或位于下呼吸道支气管深处导管吸痰无效时。术前3h禁饮食，以免术中引起呕吐。向患者解释操作步骤，嘱操作过程全身松弛，以保证吸痰顺利进行。

插管前用丁卡因行咽喉局部黏膜麻醉，然后再吸痰。术后禁食3h，复方硼砂溶液漱口，必要时给消炎片含化。

6.口对口吸痰

在病情危急而又无任何吸痰设备的情况下，为救人生命，可采取口对口吸痰。操作时托起患者下颌，使其头向后仰，并将患者鼻孔捏住，口对口用力吸出呼吸道分泌物，以解除呼吸道梗阻。

7.应用祛痰药

如溴己新，可裂解痰中的酸性糖氨聚糖纤维，使黏痰稀释，便于排出。

（二）补充水分

大量咳痰患者有时可引起脱水，使痰液浓缩黏稠不易咳出，应补充水分，每日摄入水量在1500mL以上。气管切开患者由呼吸道丧失水分达200mL/d以上，为补充每日液体消耗量，维持支气管表皮细胞纤毛的正常功能，必须做好呼吸道湿化。通常用蒸馏水或生理盐水5~10mL加入相应药物行气管内滴注，如痰液过于黏稠可适当增加滴入量至20mL，痰液稀释后再充分吸痰。

（三）口腔护理

对呼吸道分泌物多的患者应加强口腔护理，保持口腔的清洁与湿润，每日应用生理盐水或复方硼砂溶液清洁口腔或餐前餐后漱口。张口呼吸或昏迷的患者应在口唇外敷盖湿纱布或口唇涂抹液状石蜡，防止口唇干燥、破裂及细菌侵入。

（四）心理护理与营养补充

长期咳嗽、咳痰可引起患者情绪障碍，因怕别人嫌弃易产生自卑和焦虑心理。护士应做好解释工作，使患者了解排痰是疾病的病理变化过程，随着对病因的治疗会逐渐好转，同时给患者创造良好的排痰环境，如室内按时通风、在痰杯中加入少量消毒液以减少痰臭、痰杯及时倾倒并保持清洁等。长期排痰患者体力及能量消耗较大，应注意蛋白质及维生素等营养物质的补充。

第二节　排尿患者的观察与护理

一、影响排尿的因素

影响排尿的因素包括心理因素、个人习惯、文化教育、液体和饮食的摄入、气候变化、治疗及检查、疾病及其他因素。

二、常见的排尿异常

（一）多尿

24h尿量超过2500mL。原因：饮用大量液体，妊娠；内分泌代谢障碍或肾小管浓缩功能不全，见于糖尿病、尿崩症、肾衰竭等患者。

（二）少尿

24h尿量少于400mL或每小时尿量少于17mL。原因：发热、液体摄入过少、休克等。

（三）无尿或尿闭

24h尿量少于100mL或12h内无尿。原因：由于严重血液循环不足，肾小球滤过率明显降低引起，如严重休克、急性肾衰竭、药物中毒等患者。

（四）膀胱刺激征

主要表现为尿频、尿急、尿痛。原因：膀胱及尿道感染；机械性刺激。

（五）尿失禁

排尿失去意识控制或不受意识控制，尿液不自主地流出。尿失禁根据原因可分为以下几种类型：

1.真性尿失禁

膀胱稍有一些尿液就会不由自主地排出，膀胱处于空虚状态。原因：脊髓初级排尿中枢与大脑皮层之间联系受损；手术、分娩致膀胱括约肌或其支配神经损伤，病变致膀胱括约肌功能障碍；膀胱与阴道之间有瘘管。

2.假性尿失禁

膀胱内尿液充盈达到一定压力即不自主地少量溢出；膀胱内压力降低时排尿立即停止，但膀胱仍呈胀满状态，尿液不能排空。原因：脊髓初级排尿中枢活动受抑制。

3.压力性尿失禁

咳嗽、打喷嚏或运动时腹内压升高，致不自主地排出少量尿液。原因：膀胱括约肌张力减低、骨盆底部肌肉及韧带松弛、肥胖。

（六）尿潴留

尿液大量存留在膀胱内不能自主排出，原因如下。①机械性梗阻：膀胱颈部或尿道有梗阻性病变。②动力性梗阻：由于排尿功能障碍引起，膀胱、尿道并无器质性病变。③其他：各种原因引起的不能用力排尿或不习惯卧床排尿。

三、尿液的评估

（一）尿量与次数

一般成人白天排尿3～5次，夜间0～1次，每次尿量200～400 mL，24 h尿量约1000～2000 mL，平均1500 mL左右。

（二）颜色

正常新鲜尿液呈淡黄或深黄色，病理情况下可有以下变化：

（1）血尿：颜色的深浅与尿液中所含红细胞量多少有关，尿液中含红细胞量多时呈洗肉水色。

（2）血红蛋白尿：呈浓茶色、酱油色。

（3）胆红素尿：呈深黄色或黄褐色。

（4）乳糜尿：呈乳白色。

（三）透明度

正常新鲜尿液清澈透明。尿液中含有大量脓细胞、红细胞、上皮细胞或炎性渗出物时，排出的新鲜尿液呈白色絮状浑浊。

（四）气味

若新鲜尿液有氨臭味，提示可能有泌尿道感染。尿液有烂苹果味，见于糖尿病酮症酸中毒。

（五）酸碱反应

正常人尿液呈弱酸性，一般尿液pH为4.5～7.5，平均为6。

（六）比重

成人在正常情况下，尿比重波动于1.015～1.025之间。

四、排尿异常患者的护理

（一）尿失禁患者的护理

（1）心理护理：尊重理解患者，给予安慰、开导和鼓励。

（2）皮肤护理：经常用温水清洗会阴部皮肤，勤换衣裤、床单、床垫。定时按摩受压部位，防止压疮的发生。

（3）外部引流：必要时应用接尿装置引流尿液。

（4）重建正常的排尿功能：①安排排尿时间表，定时使用便器，建立规律的排尿习惯。②摄入适当的液体。③指导患者进行骨盆底肌肉的锻炼，增强控制排尿的能力。

（5）导尿术：对长期尿失禁的患者，可行留置导尿管术。

（二）尿潴留患者的护理

（1）心理护理：安慰患者，消除其紧张和焦虑情绪。

（2）提供隐蔽的排尿环境。

（3）调整体位和姿势：尽可能让患者以习惯姿势排尿。对需绝对卧床休息或某些手术患者，应事先有计划地训练床上排尿。

（4）诱导排尿：可采用听流水声、温水冲洗会阴等方法。

（5）热敷、按摩：放松肌肉，促进排尿。

（6）健康教育：指导患者养成定时排尿的习惯。

（7）药物治疗：必要时根据医嘱肌内注射卡巴胆碱等。

（8）经上述处理仍不能解除尿潴留时，可采用导尿术。

五、导尿术

（一）导尿术

1.目的

（1）为尿潴留患者引流出尿液，以减轻痛苦。

（2）协助临床诊断。

（3）为膀胱肿瘤患者进行膀胱化疗。

2.操作要点

（1）女性患者导尿：①备齐用物携至患者床旁，核对、解释。②指导患者取屈膝仰卧位，两腿略外展，暴露外阴。③由外向内、自上而下初步消毒会阴部及尿道口，打开无菌导尿包，戴无菌手套，铺洞巾，润滑导尿管前端。④消毒尿道口、两侧小阴唇，再次消毒尿道口。⑤将导尿管轻轻插入尿道4～6cm。见尿液流出再插入1～2cm左右，固定导尿管。⑥导尿完毕拔出导尿管，撤去用物，整理床单，记录。

（2）男性患者导尿：①初步消毒外阴，注意尿道口、包皮和冠状沟的消毒。②提起阴茎与腹壁呈60°，再次消毒尿道口、龟头及冠状沟数次。③将导尿管插入尿道20～22cm，见尿液流出后再插入1～2cm。尿管插入受阻时，稍停片刻，嘱患者深呼吸，再缓缓插入，切忌用力过快过猛损伤尿道黏膜。

3.注意事项

（1）用物必须严格无菌，操作过程中严格遵守无菌技术原则，避免感染的发生。

（2）避免过多暴露患者，保护患者自尊。

（3）选择粗细合适的导尿管，插管动作要轻柔，避免损伤尿道黏膜。

（4）为女性患者导尿时，如果导尿管误入阴道，应更换无菌导尿管重新插入。

（5）对膀胱高度膨胀且又极度虚弱的患者，第一次放尿不得超过1000 mL。

（二）留置导尿管术

1.目的

（1）抢救危重、休克患者时，准确记录每小时尿量、测量尿比重。

（2）盆腔手术时排空膀胱，使膀胱持续保持空虚状态，避免术中误伤。

（3）某些泌尿系统疾病手术后留置导尿管。便于引流和冲洗，并减轻手术切口的张力，促进切口的愈合。

（4）为尿失禁或会阴部有伤口的患者引流尿液，以保持会阴部的清洁干燥。

（5）对尿失禁的患者进行膀胱功能训练。

2.操作要点

（1）了解患者情况，备齐用物携至床旁

（2）用导尿术消毒会阴部及尿道口，插入导尿管。

（3）排尿后固定导尿管。①双腔气囊导尿管固定法：同导尿术插入导尿管，见尿后再插入5～7 cm，向气囊内注入等量生理盐水，轻拉导尿管至有阻力感，证实已固定于膀胱内。②胶布固定法：为男性患者以胶布固定导尿管时，胶布不得直接贴在龟头上；用胶布加固蝶形胶布时，不得做环形固定。

（4）导尿管末端与集尿袋相连，将集尿袋固定在低于膀胱的高度。

3.留置导尿管患者的护理

（1）防止泌尿系统逆行感染：

①保持尿道口清洁。

②及时排空集尿袋，记录尿量。

③每日定时更换集尿袋。

④每周更换导尿管1次。

（2）鼓励患者多饮水，以达到自然冲洗尿路的目的。

（3）训练膀胱反射功能，可采用间歇性夹管方式。

（4）注意倾听患者的主诉并观察尿液情况，每周检查尿常规1次。

（三）膀胱冲洗

1.目的

（1）保持留置导尿管患者的尿液引流通畅。

（2）清洁膀胱，清除膀胱内的血凝块、黏液、细菌等异物，预防感染。

（3）治疗某些膀胱疾病，如膀胱炎、膀胱肿瘤。

2.用物准备

灌入溶液温度38～40℃，对前列腺肥大摘除术后患者，则用冰生理盐水灌洗。

3.操作要点

按导尿术插好导尿管，按留置导尿管术固定导尿管并排空膀胱。膀胱冲洗可选择以下方式：

（1）开放式膀胱冲洗术：每次自导尿管向膀胱内缓缓注入冲洗液200～300mL。

（2）密闭式膀胱冲洗术：冲洗液瓶内液面距床面约60cm。滴速一般为60～80滴/分。滴入治疗用药，须在膀胱内保留30min。Y型管须低于耻骨联合。若患者出现不适或出血，立即停止冲洗，并与医生联系。每天冲洗3～4次，每次冲洗量500～1000mL。

第三节 排便患者的观察与护理

一、影响排便的因素

影响排便的因素包括心理因素、文化教育、年龄、食物与液体摄入、活动、个人排泄习惯、疾病、药物、治疗和检查。

二、常见的异常排便

（一）便秘

正常排便形态改变，排便次数减少，排出过干、过硬的粪便，排便不畅、困难。

原因：某些器质性病变；排便习惯不良；中枢神经系统功能障碍；排便时间或活动受限制；强烈的情绪反应；各类直肠肛门手术；某些药物不合理地使用；饮食结构不合理，饮水不足；滥用缓泻剂、栓剂、灌肠；长期卧床或活动减少。

临床表现：头痛、腹痛、腹胀、消化不良、乏力、食欲不佳、舌苔变厚，粪便干硬，触诊腹部较硬实且紧张，有时可触及包块。

（二）粪便嵌塞

粪便持久滞留堆积在直肠内，坚硬不能排出。

原因：便秘未能及时解除。

临床表现：患者有排便冲动，腹部胀痛，直肠肛门疼痛，肛门处有少量液化的粪便渗出，但不能排出粪便。

（三）腹泻

正常排便形态改变，频繁排出松散稀薄的粪便甚至水样便。

原因：饮食或使用泻剂不当、紧张焦虑、消化系统发育不成熟、胃肠道疾患、某些内分泌疾病。

临床表现：腹痛、肠痉挛、疲乏、恶心、呕吐、肠鸣音亢进、有急于排便的需要和难以控制的感觉。粪便松散或呈液体样。

（四）排便失禁

肛门括约肌不受意识的控制而不自主地排便。

原因：神经肌肉系统的病变或损伤、胃肠道疾患、精神障碍、情绪失调等。

临床表现：患者不自主地排出粪便。

（五）肠胀气

胃肠道内有过量气体积聚，不能排出。

原因：食入产气性食物过多；吞入大量空气；肠蠕动减少；肠道梗阻及肠道手术后。

临床表现：腹部膨隆、叩诊呈鼓音，腹胀、痉挛性疼痛、呃逆、肛门排气过多。

三、粪便的观察

（一）排便次数

成人排便每日超过3次或每周少于3次，应视为排便异常。

（二）量

正常成人每日排便量约100～300g。

（三）形状

便秘时粪便干硬、呈栗子样；消化不良或急性肠炎可为稀便或水样便；肠道部分梗阻或直肠狭窄，粪便常呈扁条形或带状。

（四）颜色

柏油样便提示上消化道出血；白陶土色便提示胆管梗阻；暗红色便提示下消化道出血；果酱样便见于肠套叠、阿米巴痢疾；粪便表面有鲜红色血液见于痔疮或肛裂。

（五）内容物

若粪便中混入或粪便表面有血液、脓液或肉眼可见的黏液，提示消化道有出血或感染发生。肠道寄生虫感染患者的粪便可见蛔虫、蛲虫、绦虫节片等。

（六）气味

严重腹泻患者粪便气味呈恶臭；下消化道溃疡、恶性肿瘤患者粪便呈腐败臭；上消化道出血粪便呈腥臭；消化不良呈酸败臭。

四、排便异常患者的护理

（一）便秘患者的护理

（1）健康教育：帮助患者及家属正确认识维持正常排便习惯的意义和获得有关排便的知识。

（2）帮助患者重建正常的排便习惯。

（3）合理安排膳食：多摄取可促进排便的食物和饮料。多饮水，病情许可时每日液体摄入量不少于2000 mL。

（4）鼓励患者适当运动：卧床患者可指导其床上进行增强腹肌和盆底部肌肉的运动。

（5）提供适当的排便环境。

（6）选取适当的排便姿势：床上使用便盆时，最好采取坐姿或抬高床头。

（7）腹部环形按摩：排便时用手自右沿结肠位置向左环形按摩。

（8）遵医嘱给予口服缓泻药物。

（9）使用简易通便剂。

（10）以上方法均无效时，遵医嘱给予灌肠。

（二）粪便嵌塞患者的护理

（1）早期可使用栓剂、口服缓泻剂来润肠通便。

（2）必要时先行油类保留灌肠，2~3 h后再做清洁灌肠。

（3）清洁灌肠无效时按医嘱进行人工取便。操作时动作要轻柔，避免损伤直肠黏膜。心脏病、脊椎受损者人工取便易刺激其迷走神经，须特别留意。操作中患者发生心悸、头晕时立即停止。

（4）协助患者建立并维持正常的排便习惯，防止便秘的发生。

（三）腹泻患者的护理

（1）去除原因。

（2）卧床休息，注意腹部保暖。

（3）膳食调理：鼓励患者饮水，酌情给予清淡的流质或半流质饮食，避免油腻、辛辣、高纤维食物。严重腹泻时可暂时禁食。

（4）注意补充水、电解质。

（5）维持皮肤完整性：特别是婴幼儿、老人、身体衰弱者，每次便后用软纸轻擦肛门，温水清洗，并在肛门周围涂油膏保护局部皮肤。

（6）密切观察病情，记录排便的性质、次数等，必要时留取标本送检。

（7）心理支持。

（8）健康教育：向患者讲述腹泻知识，指导患者养成良好的卫生习惯。

（四）小便失禁患者的护理

（1）尊重理解患者，给予心理安慰与支持。

（2）便后用温水洗净肛门周围及臀部皮肤。定时按摩受压部位，预防压疮的发生。

（3）帮助患者重建控制排便的能力。

（4）如无禁忌，保证患者每天摄入足量的液体。

（5）保持床褥、衣服清洁，保持室内空气清新。

（五）肠胀气患者的护理

（1）指导患者养成细嚼慢咽的饮食习惯。

（2）去除引起肠胀气的原因。

（3）鼓励患者适当活动。

（4）轻微胀气时，可行腹部热敷或按摩、针刺疗法。严重胀气时，遵医嘱给予药物治疗或行肛管排气。

五、大量不保留灌肠

（一）目的

（1）解除便秘、肠胀气。

（2）清洁肠道，为肠道手术、检查或分娩做准备。

（3）稀释并清除肠道内的有害物质，减轻中毒。

（4）灌入低温液体，为高热患者降温。

（二）用物准备

灌肠溶液：常用0.1%～0.2%的肥皂液，生理盐水。温度一般为39～41℃，降温时液体温度为28～32℃，中暑患者可降低到4℃。

（三）操作要点

（1）协助患者取左侧卧位，双膝屈曲，将裤子退至膝部，臀部移至床沿。

（2）灌肠筒内液面高于肛门约40～60cm。

（3）润滑肛管前端，将肛管插入直肠7～10cm，固定肛管，开放管夹，使液体缓缓流入。

（4）密切观察筒内液面下降和患者情况：如患者感觉腹胀或有便意，嘱患者张口深呼吸，并降低灌肠筒的高度或暂停片刻。如患者出现脉速、面色苍白、出冷汗、剧烈腹痛、心悸气促，应立即停止灌肠，与医生联系，及时处理。

（5）嘱患者尽量保留5～10min后再排便。降温灌肠，液体要保留30min。排便后30min测量体温并记录。

（四）注意事项

（1）正确使用灌肠溶液，掌握溶液的温度、浓度和量。肝昏迷患者禁用肥皂液灌肠；充血性心力衰竭和水钠潴留患者禁用生理盐水灌肠。

（2）伤寒患者灌肠时灌肠筒内液面不得高于肛门30cm，液体量不得超过500mL。

（3）禁忌证：急腹症、消化道出血、妊娠、严重心血管疾病等患者禁忌灌肠。

六、小量不保留灌肠

（一）目的

（1）软化粪便，解除便秘。

（2）排出肠道内的气体，减轻腹胀。

（二）用物准备

常用灌肠液："1、2、3"溶液；甘油或液状石蜡50mL加等量温开水；各种植物油120～180mL。溶液温度为38℃。

（三）操作要点及注意事项

患者取左侧卧位，肛管插入直肠7～10 cm。如用小容量灌肠筒，液面距肛门低于30 cm。嘱患者尽量 保留溶液10～20 min再排便。

七、保留灌肠

（一）目的

镇静、催眠和治疗肠道感染。

（二）用物准备

灌肠溶液量不超过200 mL、溶液温度38℃。

（三）操作要点及注意事项

根据病情选择不同的卧位，臀部抬高10 cm。轻轻插入肛管15～20 cm。肛管要细，插入要深，注入药液速度慢、量少。液面距肛门不超过30 cm。嘱患者保留药液1 h以上。

第四章　呼吸内科疾病患者的护理

第一节　急性上呼吸道感染

【概述】

急性上呼吸道感染（简称上感）是指鼻、咽、喉部急性局限性炎症的总称，也是呼吸道常见的一种传染病。多数由病毒感染所致，少数由细菌感染引起。

【病因及发病机制】

急性上呼吸道感染大多数由病毒感染引起，主要有鼻病毒、流感病毒、副流感病毒、埃可病毒、腺病毒、麻疹病毒、柯萨奇病毒等。少数由细菌直接感染或继发于病毒感染之后，主要为溶血性链球菌，其次为流感嗜血杆菌、肺炎链球菌、葡萄球菌等。常因受凉、淋雨、过度劳累等因素诱发。病原体主要通过飞沫传播，也可由于接触患者而传染。

【临床表现】

（一）症状与体征

1.普通感冒

俗称"伤风"。以鼻咽部炎症为主，最常见的病原体是鼻病毒。起病较急，早期有咽部干痒或烧灼感，数小时后出现鼻塞、流清水鼻涕。2～3d后鼻涕变稠，可伴咽痛、流泪、声音嘶哑、咳嗽，一般无全身症状或仅有低热、畏寒伴头痛、全身乏力。可见鼻、咽部黏膜充血水肿，有较多分泌物。多无并发症，一般经5～7d痊愈。

2.急性咽喉炎

以咽喉部炎症为主，多由鼻病毒、腺病毒、流感病毒等引起。临床特征为咽部发痒和灼热感，轻而短暂的咽痛。合并链球菌感染时，常有咽下疼痛，并伴有发热、乏力。急性病毒性喉炎的临床特征为声音嘶哑、说话困难、咳嗽、喉部疼痛，伴有发热。可见咽部充血，咽后壁淋巴滤泡增生，颌下淋巴结肿大和触痛。

3.扁桃体炎

以咽、扁桃体炎症为主；多由溶血性链球菌感染引起，起病急，有畏寒、发热，体温可达39℃以上。咽痛明显，头痛、全身乏力。可见咽部明显充血，扁桃体充血肿大，表面有黄色点状渗出物，颌下淋巴结肿大有压痛。

（二）并发症

病程常在1周左右。若患者延缓治疗或机体免疫力差，细菌性炎症可从鼻咽部蔓延导致鼻窦炎、中耳炎、支气管炎。部分患者可继发风湿病、肾炎或心肌炎等。

三、护理措施

（一）一般护理

高热患者应卧床休息，保持室内空气新鲜流通，调节适宜的温度（18～22℃）、湿度（50%～60%）。给予高热量、高维生素的流质或半流质饮食，鼓励患者多饮水，对年老体弱者高热后水分丧失过多，可通过静脉输液补充水分，加速毒素的排泄，维持水、电解质的平衡。

（二）降温

超过39℃须进行物理降温，如头部冷敷，冰袋置于大血管部位，温水或乙醇擦浴，4℃冷盐水灌肠等，注意30min后应复查体温并记录。必要时遵医嘱给予药物降温。高热患者应注意观察体温变化，每4h测1次体温、脉搏、呼吸并详细记录。

（三）减轻咽喉疼痛

用淡盐水口咽部含漱或含服消炎喉片；声音嘶哑者可行局部雾化疗法；鼻塞、流涕者可用1%麻黄碱或萘甲唑啉（萘甲唑啉）滴鼻；细菌感染时，可根据病原菌选用敏感的抗菌药物，常选用青霉素、第一代头孢菌素氧氟沙星等。

（四）对症护理

发热患者由于唾液腺分泌减少，口腔黏膜干燥，机体抵抗能力下降，易引起口腔黏膜损伤或口腔感染，应鼓励多漱口，保持口腔湿润和舒适，口唇干裂时可涂护唇油保护；退热时，患者常有大汗淋漓，要及时擦干汗液，更换清洁、干燥的衣服和被褥；对年老体弱的患者，应注意观察脉搏、血压变化，防止患者发生虚脱。

（五）心理护理

在与患者的接触中针对病因做必要的解释，使患者了解上呼吸道感染的有效防治措施，消除患者的焦虑和不适感，积极配合治疗，促进身心康复。

第二节　支气管哮喘

【概述】

支气管哮喘（简称哮喘）是一种以嗜酸性粒细胞和肥大细胞反应为主的气道变应性炎症和气道高反应性特征的疾病。典型临床表现为反复发作的呼气性呼吸困难伴哮鸣音，可自行或经治疗后缓解。哮喘是全球最常见的慢性病之一，我国的患病率在1%~4%，外源性哮喘发病率高于成人，半数在12岁以前发病，约40%的患者有家族史，男女患病比例大致相同。

【病因及发病机制】

哮喘的病因十分复杂，大多认为与多基因遗传有关，受遗传因素和环境因素的双重影响。调查资料表明，哮喘患者亲属患病率高于群体患病率，而且血缘关系越近，患病率越高。哮喘患儿双亲大多数存在不同程度气道反应性增高。有遗传过敏体质者对外界抗原极易产生IgE抗体，并吸附在肥大细胞和嗜碱性粒细胞后使机体处于致敏状态。

目前认为，哮喘发病是一系列复杂的病理生理过程，主要与超敏反应、气道炎症、气道反应性增高等因素相互作用有关。当外界过敏原初次进入机体后，使T细胞致敏，进而引起B细胞分化增殖发展成浆细胞，产生大量相应的特异性抗体IgE（亲细胞抗体）IgE吸附在支气管黏膜下层肥大细胞和血液中嗜碱性粒细胞表面，使这些细胞致敏。当患者再次接触同一类抗原时，抗原抗体在致敏细胞上结合发生作用，导致肥大细胞发生破裂，释放生物活性物质，如组胺、缓激肽、前列腺素、白三烯、血小板活化因子，引起支气管平滑肌立即发生痉挛，导致速发型哮喘反应，出现哮喘症状。也有部分患者在接触抗原数小时后才发生哮喘，称为迟发性哮喘发作。此时，更多炎性细胞被激活，释放多种炎性介质而引起气道炎症，血管通透性改变，黏液分泌物增多，造成气道狭窄和阻塞，反应性增高出现呼气性呼吸困难。

【临床表现】

（一）症状与体征

1.外源性哮喘

多数患者有明显过敏原接触史，起病较快，发作前有先兆症状，如干咳、打喷嚏、流涕，继之突然胸部紧闷，呼气性呼吸困难，患者被迫采取坐位。严重时张口耸肩、烦躁不安。持续数分钟至数小时，一般可自行或用平喘药物缓解。

2.内源性哮喘

无明显过敏原，常继发于呼吸道感染之后，也可因吸入寒冷空气、刺激性气体及其他非致敏原因素所致，常先有咳嗽、咳痰，逐渐出现喘息。发作期较长，待炎症控制后，哮喘方可缓解。

3.混合性哮喘

一年四季经常发作，无明显缓解季节。在哮喘长期反复发作过程中，各种因素相互作用、相互影响，故临床表现不典型或混合存在。

4.重症哮喘

重症哮喘又称哮喘持续状态，指严重的哮喘发作持续24 h以上，经一般支气管扩张药治疗无效者。常因呼吸道感染未控制、持续接触大量的过敏原、脱水使痰液黏稠形成痰栓阻塞细支气管、治疗不当或突然停用肾上腺糖皮质激素所致。患者表现为呼吸极度困难、端坐呼吸、发绀明显、大汗淋漓、心慌、焦虑不安或意识障碍，甚至出现呼吸及循环衰竭。哮喘严重发作时可有颈静脉怒张，发绀，胸部呈过度充气状态，叩诊呈过清音，听诊有广泛的哮鸣音、呼气时间延长。

（二）并发症

急性发作的可并发气胸、纵隔气肿、肺不张。长期反复发作和继发感染可并发慢性支气管炎、阻塞性肺气肿、肺源性心脏病。

【护理措施】

（一）一般护理

（1）保持病室适宜的温湿度，注意室内空气流通，室内不放置花草，不用羽毛枕头、羊毛毯，避免接触一切可疑的变应原；晨间护理时应防止尘土飞扬，床单位采用湿式打扫，以免患者吸入尘埃而诱发或加重哮喘。

（2）协助患者采取合适的体位，可取半卧位或坐位，并较舒适地伏在床旁小桌上休息，以减轻体力消耗。采用背部按摩的办法使患者感觉通气轻松。

（3）给予营养丰富、高维生素的流质或半流质饮食，少食油腻食物，忌食易过敏的食物，如鱼、虾、蛋等；对有明显体液不足、痰液黏稠的患者鼓励其多饮水，或遵医嘱给予静脉补液。

（二）给氧

急性期遵医嘱给予氧气吸入，宜采用鼻导管低流量氧气吸入，吸氧时应注意呼吸道湿化、保暖和气道通畅，避免引起气道干燥痉挛。必要时给予人工呼吸机辅助呼吸，缓解患者呼吸困难，改善肺通气，维持正常呼吸功能。

（三）用药护理

遵医嘱使用支气管舒张药、肾上腺糖皮质激素和抗生素等药物，并注意观察疗效和不良反应。

（1）重度哮喘患者使用氨茶碱静脉治疗时，首次剂量为 $4\sim6g/kg$，一定要稀释后缓慢推注，注射时间应超过10min，以免引起恶心、呕吐、头痛、失眠、心律失常、血压骤降或猝死。

（2）正确使用肾上腺糖皮质激素类气雾剂，如吸入丙酸培氯米松的正确方法是：喷雾与吸气同步，吸入后屏气数秒钟，吸药后应立即漱口、洗脸，以防口咽部真菌感染。

（3）输液是纠正失水、稀释痰液的重要措施，补液速度以每分钟 $40\sim50$ 滴为宜，避免单位时间内输入过多液体诱发心功能不全。

（四）病情观察

哮喘常在夜间发作，夜班护士应加强巡视与观察。

（1）密切观察患者呼吸的频率、深度、类型、呼吸困难程度及意识状态。对重度哮喘患者应专人护理，每隔 $10\sim20$ min监测血压、脉搏、呼吸1次。

（2）注意痰液的颜色、质量及黏稠度，咳嗽的能力和方法；如出现嗜睡或意识障碍，常提示并发呼吸衰竭的可能。

（3）监测实验室检查结果，观察有无电解质紊乱。

（五）对症护理

对咳嗽、痰液黏稠不易咳出者，可用蒸馏水或生理盐水加抗生素（庆大霉素）和湿化痰液的药物（α-糜蛋白酶）雾化吸入，以湿化呼吸道，促进排痰。哮喘患者不宜用超声雾化吸入，因颗粒过小，较多的雾滴易进入肺泡或过饱和的雾液进入支气管作为异物刺激，引起支气管痉挛导致哮喘症状加重。

（六）心理护理

对患者出现的紧张、烦躁、恐惧心理表示理解和同情，尽量守护在患者床旁，体贴安慰患者，提供良好的心理支持，使其产生信任和安全感。通过暗示、诱导方法分散患者的注意力，使患者身心放松，情绪稳定，有利于症状缓解。

第三节　慢性阻塞性肺病

【概述】

慢性阻塞性肺病（COPD）是慢性气道阻塞性疾病的总称，包括慢性支气管炎、肺气肿，其共同特点是 具有慢性气道阻塞所致的一系列病理生理改变和相似的临床表现，部分患者在较长时间内逐渐发展为呼吸衰竭，甚至因右心衰竭或呼吸衰竭而死亡。

【病因】

（一）慢性支气管炎

慢性支气管炎是引起 COPD 最常见的原发病，它是由各种原因引起的气管、支气管黏膜及周围组织的慢性非特异性炎症，其主要病理变化是支气管黏膜星状细胞明显增生，黏液腺增生肥大，分泌功能亢进，支气管黏膜上皮细胞变性、坏死、增生、再生和鳞状上皮化生、纤毛脱落；支气管壁有充血水肿、炎症细胞浸润和纤维组织增生，管腔塌陷。炎症往往迁延至远端，累及细支气管，形成细支气管周围炎，引起肺组织结构破坏或纤维组织增生，逐渐导致呼吸道狭窄阻塞形成 COPD。

（二）支气管哮喘

支气管哮喘是在支气管反应性增高的基础上，由于变应原或其他原因刺激引起不同程度的支气管广泛痉挛，逐渐伴发支气管炎性改变、气道狭窄的疾病，可形成 COPD。病理学改变为：肺膨大及肺充气较为突出，支气管及细支气管内含有黏稠痰液及黏液栓，星状细胞增多并增大，支气管壁增厚，黏膜充血肿胀、黏膜下及肥厚的肌层中有浸润性炎症、黏液栓，可发现肺不张，肺实质除肺气肿外，可见纤维化，从而形成 COPD。近来具有倾向性的认识是支气管哮喘在发作期间小气道无阻塞情况，而哮喘病例伴有持久性气道阻塞系呼吸道反复感染所致，故应归并到合并慢性支气管炎阶段。

（三）肺气肿

肺气肿是指终末细支气管远端的气腔（包括呼吸细支气管、肺泡管、肺泡囊和肺泡）的持久性膨胀，并伴有气腔壁的破坏。其病理改变有三种类型。①全小叶型肺气肿：呈弥漫性改变，病变累及全肺各小叶的呼吸性细支气管、肺泡管、肺泡囊和肺泡。表现气腔扩大并有不同程度的结构破坏，使正常的呼吸性细支气管、肺泡管、肺泡囊和肺泡被不规则的气腔所取代。②小叶中央性肺气肿：病变限于呼吸性细支气管，气腔扩大、融合，管壁破坏，有时可形成大疱。③混合型或不规则型肺气肿：以上两种改变兼有或以其中之一 为主，由于气腔扩大，气道管壁破坏，尤其是软骨组织常萎陷，使小气道在呼气时因失去支架而闭陷，引起肺功能损害，加之晚期肺气肿组织弹性回缩力丧失，肺总量增加及氧弥散损害，从而形成 COPD。

【临床表现】

（一）慢支、肺气肿

病程缓慢，主要表现为慢性反复发作的咳嗽、咳痰及喘息。一般在冬、春两季受凉时发病，天暖时好转。轻者表现为早晚有刺激性咳嗽、咳少量黏痰。如反复发作，则咳嗽频繁、咳痰增多，甚至咳嗽全年不断，且症状逐年加重。当合并感染时则有发热、咳脓痰，呼吸困难，肺部听诊有湿啰音。部分患者出现喘息、气急，肺部听诊可听到哮鸣音，称为喘息性支气管炎。病程长者可发展为阻塞性肺气肿。除咳、痰、喘外，还可出现渐进性劳力性呼吸困难，最后发展为呼吸衰竭或心力衰竭。临床上全小叶型即红喘型（pink puffer，简称 PP型）肺气肿以全小叶型肺气肿为主，呼吸困难突出，但无明显发绀。小叶中央型即 蓝肿型（blue bloater，简称 BB型）肺气肿，呼吸困难相对较轻，发绀明显，体形多肥胖臃肿，以慢性低氧血症和肺动脉高压和右心衰竭为显著改变，其预后较PP型差。临床上，大部分患者往往难以明确分型。肺气肿患者症状明显者，体征可见呼吸困难和发绀，胸廓呈桶状，肋间隙增宽，呼吸幅度变浅。语音震颤减低，叩诊呈鼓音，肝上界降低，呼吸音减低，呼气延长。颈静脉于呼气时明显怒张，这是由于呼气时胸膜腔内压更高，静脉血回心受阻的缘故。慢支晚期X线检查双肺纹理增加，下肺叶肺纹理增粗。发展为肺气肿可 有肋间隙加宽，肺透亮度增强，常可见肺大疱。肺功能障碍早期主要表现为通气功能障碍，晚期则发生换气 功能减低。残气容积（RV）及其与肺总量（TLC）之百分比（RV/TLC%）增大，对肺气肿具有重要诊断价值。血气分析可出现动脉血氧分压（$PaCO_2$）减低，常伴有动脉血二氧化碳分压（$PaCO_2$）增高。

（二）支气管哮喘

临床特点为发作性胸闷、咳嗽、以呼气为主的呼吸困难伴有哮鸣音，反复间歇发作，间歇时间长短不一，几小时、几天、数月或数年。部分幼年发病者至青春期可自然缓解。外源性哮喘在接触变应原后立即发病，内源性哮喘一般在呼吸道感染后缓慢发病，春秋季节易发作。哮喘发作典型临床表现是：先有鼻腔发痒、喷嚏、流清涕、胸闷、咳嗽，随之感胸闷，呼吸逐渐困难，被迫坐起，两肩耸起，前额大汗，呼气时间延长，吸气短促伴喘鸣音甚至可出现发绀等，当开始咳嗽、咳出少量痰后，哮喘即停止。哮喘严重发作，症状进行性发作24h以上，经一般扩张支气管药物治疗无效，并出现呼吸衰竭，称为哮喘持续状态。患者表现为极度痛苦状，严重呼吸困难，大汗淋漓，焦虑，恐惧、疲惫，甚至全身衰竭。如肺部听诊呼吸音极低，哮鸣音减弱甚至消失，称为闭锁肺（或寂静肺），为支气管极度痉挛和广泛支气管黏液栓塞所致。

【护理措施】

（一）护理重点

1.持续低流量吸氧

COPD患者通气功能受损，血中CO_2分压升高，呼吸中枢多处于二氧化碳麻醉状态，呼吸驱动主要靠缺氧对颈动脉窦及主动脉体的化学感受器的刺激来维持。如果高浓度吸氧使动脉血二氧化碳分压（$PaCO_2$）突然升至8.6kPa（65mmHg）以上，则使呼吸中枢失去唯一的缺氧刺激，可造成严重呼吸抑制，甚至呼吸停止。低流量持续吸氧，使动脉血氧分压（PaO_2）维持在7.3kPa（55mmHg）左右，正处氧离曲线的陡直部，此时氧分压虽提高不多，但氧饱和度可大幅度提高（达85%以上），在满足机体对氧的基本需求的同时不会对呼吸造成明显抑制。

2.通畅气道，控制感染

患者通气功能受到不同程度损伤，为改善通气功能，防止其进一步减退，应保持气道通畅，进行有效的咳痰，减少耗氧量。选用敏感抗生素的同时注意无菌操作，防止医源性感染。

3.进行预防宣教，控制病情发展。

（二）观察重点

1.神志情况

COPD患者，尤其是COPD伴呼吸衰竭的患者，观察其神志情况极为重要，早期神志表现为睡眠形态紊乱，白天嗜睡，夜间兴奋，谵妄，神志恍惚，后期表现为嗜睡、昏迷。早期的精神兴奋，尤其是夜间兴奋易与普通的睡眠障碍相混淆，二者在病因和处理原则上都有本质的区别。呼吸衰竭早期的兴奋与血中氧浓度降低、二氧化碳浓度增高有关，而普通的失眠常与精神因素有关，前者处理原则是改善通气，加速CO_2排出，常应用呼吸兴奋剂，如可拉明、洛贝林加入液体中静滴。禁用催眠、镇静药。

2.咳嗽、咳痰的观察

频繁咳嗽可影响休息与睡眠，剧烈咳嗽对人体有害，气道内纤毛可被折断，黏膜上皮受损。对频繁咳嗽的患者应注意观察和询问，对患者进行咳嗽指导，有意识地进行控制性咳嗽。观察痰的颜色、性质和量。但对呼吸衰竭患者禁用镇咳药，以防痰液淤积，加重呼吸衰竭。

3.呼吸情况

包括呼吸频率、节律、深度和用力情况。呼吸困难者观察其是否为呼气性，肺气肿时由于肺泡弹性减弱，支气管哮喘时小支气管狭窄与痉挛，患者表现为呼气慢而长，并伴有笛音。如呼吸浅慢，伴神志不清，常提示有肺性脑病，应及时处理。

4.发绀情况

由于缺氧致血中还原血红蛋白增多，使皮肤、黏膜呈现弥漫性青紫色，称为发绀。在皮肤薄，色素少而血液充足的部位易观察，如口唇、甲床、鼻尖、耳垂、颊部等处。贫血的患者可因血红蛋白过低，致使还原血红蛋白达不到产生发绀的浓度而不出现发绀。

5.肺气肿分期与分度

肺气肿临床可分五期：第1期无自觉症状；第2期有通气障碍，患者有发作性或持续性呼吸困难，肺功能检查显示通气障碍和氧气容积增加；第3期出现低氧血症，可见发绀；第4期CO_2潴留出现嗜睡或意识障碍；第5期并发肺心病。第3~5期需积极治疗，细心护理。分度：临床按残气容积/肺总量比值将肺气肿分为三度，轻度35%~45%，中度46%~55%，重度56%以上。中、重度肺气肿常导致呼吸衰竭。

（三）控制性氧疗的护理

1.吸氧装置

中心供氧或氧气钢瓶供氧都必须有氧流量表、湿化瓶、吸氧导管。为防止医源性感染，湿化瓶每天进行消毒，更换无菌蒸馏水。吸氧导管采用一次性的专人专用导管，有单孔鼻导管、双孔鼻导管、鼻塞、气管导管、贮气导管、按需脉冲阀式导管、通气面罩等给氧方式。目前，临床常用的为双侧鼻导管给氧，患者易于接受，不影响咳嗽和进食且易于固定。

2.氧浓度

必须小于35%，一般调节氧流量为1~2L/min，必须坚持24h持续吸入，氧疗疗程不少于3~4周。向患者及其家属解释低流量吸氧的意义及高浓度吸氧的危害，嘱切勿自行调节流量。

3.氧疗效果的评定

观察PaO_2-$PaCO_2$差值比单纯观察PaO_2值更合理，健康成人差值为5.33~8kPa，肺心病呼吸衰竭者差值为负值。当差值升至2~2.67kPa，提示氧疗效果满意，低于2.13kPa提示效果差。

4.氧疗撤离

当患者神志、精神好转，呼吸平稳，发绀消失，$PaO_2>8$kPa，$PaCO_2<6.67$kPa即可考虑撤氧。撤氧前应间断吸氧7~8d。每日吸氧12~18h，并观察血气变化。

5.家庭氧疗

家庭氧疗又称缓解期氧疗。氧疗对于患者的病情控制，存活期的延长和生活质量的提高有着重要的意义，因此，越来越多的患者的氧疗由医院转入家庭。家庭氧疗时应注意氧流量的调节，严禁烟火，防止火灾。

（四）通畅气道

COPD患者呼吸道的净化防御功能减退，炎性分泌物增多，因此应加强咳嗽排痰。如因发热、水分的摄入减少等因素使痰液郁结不易咳出，应予气道湿化。

1.痰的清除

COPD患者常常有通气功能损伤，因此保持呼吸道通畅非常重要。痰液黏稠干燥易结痂致肺泡通气不足，神志清醒的患者应鼓励自行咳痰，并教其进行有效的咳痰，减少无效咳嗽。痰黏不易咳出者，可用蒸气吸入，雾化吸入，使痰湿化易咳出，亦可用机械刺激或环甲膜穿刺注入生理盐水诱发咳痰，必要时可行纤维支气管镜下的气道冲洗吸痰。咳痰时结合叩背效果更好。对于发热、利尿者应多喝水。

2.支气管扩张剂的使用

临床支气管扩张剂主要有三类：茶碱类、肾上腺素类、肾上腺皮质激素类。对哮喘发作严重者可予氨茶碱注射液0.25g加入生理盐水或5％葡萄糖溶液40mL中缓慢推注，不可与酸性液体配伍，如高渗糖、维生素C，推注时应注意观察患者的面色、表情。沙丁胺醇气雾剂亦可迅速控制症状，使用前充分摇匀。在哮喘发作季节来临前，规律地使用必可酮气雾剂，可有效防止哮喘发作。使用方法为每次1或2喷，3次/日。使用气雾剂时，患者应深吸气。对于夜间发作的患者可在睡前口服复方长效氨茶碱1片。

3.呼吸锻炼

教患者放松腹部和下胸部，并让腹部在吸气时鼓起，使膈肌最大程度下降，呼气时把嘴唇缩拢如吹口哨，持续缓慢呼气，同时收缩腹部，可提高呼气期小气道内压力，防止小气道过早闭陷。

（五）健康教育

慢性阻塞性肺病发展为呼吸衰竭、心力衰竭是一个缓慢进展的过程，常需10年左右时间。临床观察研究表明，病情的进展与性别、年龄、病程无关，而与病情及治疗情况关系密切。病情反复迁延不愈又不能坚持系统防治者易致肺源性心脏病和（或）呼吸衰竭。因此，进行有效的预防，对COPD的预后和防止呼吸衰竭的发生起着至关重要的作用。

1.防治感染，增强体质

平时注意增加营养，补充食物中营养，静脉输白蛋白、血浆及氨基酸等。根据病情做适量体力活动，如散步、广播操、太极拳等，以增强体质，提高机体免疫力。当发生感染时，即咳嗽、咳痰症状加重时及时就诊并适当选用抗生素。

2.戒烟

患者本人及一起工作、生活的人均应戒烟。吸烟会促进蛋白酶对肺泡结构的破坏，加重肺气肿。烟中的CO与血红蛋白结合，使O_2和血红蛋白结合减少，血氧含量下降。烟中有害物质引起支气管痉挛，气道阻力增加，肺泡通气量下降，使血液黏稠度增加，微血栓形成。

3.防寒避暑

寒冷引起支气管痉挛，分泌物增加，同时寒冷易致感冒，增加支气管及肺部感染的发生。因此，冬季应适当提高居室温度，秋季进行耐寒锻炼防治感冒，夏季避免大汗，防止痰液过稠而难咳出。

4.预防过敏反应的发生

尽量避开过敏原，进行脱敏治疗。

5.避免吸入污染空气

不去或少去人多的公共场所，定居于空气清新的地区或室内安装空气净化器。

6.防止呼吸肌疲劳

减少能量消耗，切勿过度疲劳。进行有效的咳痰，坚持进行呼吸锻炼。

第四节　呼吸衰竭

呼吸衰竭是由于各种原因引起的肺通气或换气功能严重障碍，以至于不能进行有效的气体交换，导致缺氧伴或不伴有二氧化碳潴留，从而引起一系列生理功能和代谢紊乱的临床综合征。如在海平面大气压下，于静息条件下，呼吸室内空气，并排除心内解剖分流和原发于心排出量降低情况下，动脉血氧分压（PaO_2）低于8 kPa（60 mmHg）或伴有二氧化碳分压（$PaCO_2$）高于6.67 kPa（50 mmHg），即为呼吸衰竭。

一、呼吸衰竭的病因和机制

（一）气管、支气管疾病

如慢性支气管炎、哮喘。

（二）肺部疾病

如严重肺气肿、肺心病肺纤维化。

（三）胸廓疾病

如胸廓畸形、高压性气胸。

（四）呼吸中枢病变

如脑部炎症、损伤、肿瘤、药物中毒。

（五）神经肌肉病变

如脊髓灰质炎、多发性神经根炎、进行性肌萎缩。

（六）其他

如成人呼吸窘迫综合征，高原性低氧血症，胸部或上腹部手术引起通气限制。

慢性阻塞性肺部疾病（包括慢性支气管炎、肺气肿、肺心病）是引起呼吸衰竭最常见的病因。

呼吸衰竭的根本病理生理改变是缺氧伴或不伴有二氧化碳潴留，其主要发生机制为肺泡通气不足气体弥散障碍，通气/血流比例失调。

二、临床表现

（一）呼吸困难

轻者仅感呼吸费力，重者出现呼吸窘迫，呼吸加深加快，呼吸频率和节律的改变。呼吸器官的病变所致的周围性呼吸衰竭，由于呼吸劳累，呼吸辅助肌参与活动，表现为点头提肩或皱眉样呼吸等。严重的肺气肿并发呼吸衰竭或肺性脑病，进入CO_2麻醉阶段，可能没有明显的呼吸困难主诉。

（二）发绀

发绀是缺氧的典型症状，当动脉血氧饱和度低于85％时，可在口唇、指甲出现发绀；另应注意红细胞增多者发绀可明显，贫血者则不明显或不出现；严重休克者即使动脉血气分析正常，也可出现发绀，发绀还受皮肤色素及心功能的影响。

（三）神经系统症状

缺氧可引起判断力减退，轻度共济失调，焦虑不安、失眠、眩晕等；高碳酸血症可引起头痛、嗜睡、昏迷、肌肉震颤和颅内压升高。在出现缺氧伴CO_2潴留而致神经精神症状时，称为肺性脑病。

（四）循环系统症状

缺氧（尤其是急性缺氧）和严重的CO_2潴留可引起心律不齐；显著缺氧可引起心动过速，血压上升；极严重的缺氧可致心率缓慢，血压下降。

（五）消化和泌尿系统症状

呼吸衰竭对肝、肾功能都有影响，如肝细胞缺氧发生变性坏死或肝脏淤血，血清丙氨酸氨基转移酶高达100～200U或更高。严重缺氧和CO_2潴留常有消化道出血，可能是胃肠道黏膜充血水肿糜烂渗血或应激性溃疡所引起。肾功能的损害表现在非蛋白氮升高，蛋白尿，尿中出现红细胞和管型。上述肝、肾功能异常，可随呼吸衰竭的缓解，逐渐恢复正常；消化道出血在缺氧和CO_2潴留纠正后迅速控制。

（六）休克、DIC等表现

呼吸衰竭可伴感染性、心源性或失血性休克，DIC引起脏器微循环障碍或出血时导致功能紊乱，例如脑出血时使肺性脑病加重。慢性呼吸衰竭因长期缺氧，使肾上腺皮质功能萎缩，出现肾上腺皮质功能不全症状，皮肤色素沉着，血压偏低。

三、护理

（一）护理要点

以纠正缺氧与CO_2潴留为主要目标。Ⅰ型呼吸衰竭应纠正缺氧，Ⅱ型呼吸衰竭还需提高肺泡通气量。因此，保持呼吸道通畅，积极控制感染和合理给氧，作为治疗呼吸衰竭的三大措施。

（二）观察要点

1.呼吸困难

注意观察呼吸节律与频率的改变。

2.发绀

以口唇的发绀为观察重点，同时注意吸氧后的表现。

3.神志改变

烦躁不安、神志恍惚、昏迷、双侧瞳孔缩小和颅内压升高的表现。

4.心血管系统改变

心动过速、过缓，心律不齐，血压升高、降低，休克或周围循环衰竭。

（三）保持呼吸道通畅

分泌物积聚在呼吸道是极其有害的。它可加重气道阻力，降低通气量，容易引起肺不张，加重通气/血流比例失调，降低肺顺应性。分泌物的潴留使呼吸道和肺部易发生感染，分泌物黏稠、咳嗽反射迟钝和支气管平滑肌痉挛可造成分泌物积聚，妨碍通气。保持呼吸道通畅，应积极排痰，解痉平喘，刺激咳嗽，辅助引流，必要时行气管插管或气管切开，机械呼吸，这些都是十分重要有效的措施。

1.痰液湿化

患者饮水不足，烦躁不安，呼吸急促，加上呼吸道感染，必然引起分泌物黏稠或干燥，促进痰液稀释的方法，一是补充水分，二是使用药物。

鼓励饮水，蒸汽吸入，雾化吸入和静脉输液可达到补充水分的目的。呼吸急促的患者从呼吸道丧失水分较多，每天入量应给2000 mL左右。哮喘持续状态导致呼吸衰竭者，每天补液量应达到2500～3500 mL，在大量补液的同时，需监测心率、血压、尿量，必要时测中心静脉压。急性呼吸衰竭无明显脱水时，补液量不要太多，每天约1500 mL。促进痰液稀化的药物有溴己新、乙酰半胱氨酸、α–糜蛋白酶等。痰稠厚或脓性是呼吸道感染的结果，抗生素的应用对脓性痰的稀化起重要的作用。插入喉部借助吸引对局部的刺激也可引起咳嗽，用生理盐水特别是高渗生理盐水气雾吸入，可诱发咳嗽。

2.刺激咳嗽

呼吸衰竭的患者吸气深度不足，最大呼气流速降低，喉肌无力，或神志不清，均可造成咳嗽无力，咳嗽反射迟钝加重气道阻塞。对咳嗽无力的患者应刺激咳嗽，连续做几次深呼吸或叩击背部诱发咳嗽，排痰。

3.辅助排痰

呼吸衰竭的患者，尤其是慢性阻塞性肺病患者，痰量增加并滞留在下呼吸道，排痰困难。故采用辅助排痰的方法，以改善通气。辅助排痰法包括：拍击、吸引。拍击应在患者清醒状态咳嗽反射存在的情况下，由医护人员帮助翻身，先翻向一侧，然后拍击背部，使痰栓松动、脱落，可将分泌物驱入支气管主干，再刺激咳嗽排出痰液。吸引的方法包括经鼻或口腔插入吸痰管做咽部吸引，同时亦可用辅助拍击法或经纤维支气管镜用小量盐水冲洗吸引，经气管插管或气管切开吸引。

4.支气管扩张剂的作用

慢性阻塞性肺气肿所致呼吸衰竭都有不同程度的支气管痉挛，加之呼吸衰竭时易继发支气管、肺部感染，炎症刺激也会造成支气管平滑肌张力增高，因此适当应用支气管扩张剂，可使支气管平滑肌松弛，气道阻力下降，呼吸肌做功减少，血氧饱和度改善，中枢对二氧化碳敏感性增高，有助于呼吸衰竭的恢复。

静脉应用氨茶碱仍为最佳方法，取氨茶碱0.25g加入50%葡萄糖溶液20mL在20~40min内推完，或5%葡萄糖250~500mL加氨茶碱0.25~0.5g静滴，维持量0.4mg/（kg·h），如效果不佳，可增至0.9mg/（kg·h）。有心功能不全者，推注速度要缓慢，注意患者有无恶心呕吐、心律失常等不良反应，过高浓度、过快速度滴入可引起心室颤动。其他支气管扩张剂有异丙肾上腺素、沙丁胺醇。糖皮质激素能减轻支气管痉挛，减少分泌物、平喘效果肯定。在成人呼吸窘迫综合征的早期，可大量短程应用激素，如地塞米松30mg/kg，必要时6h重复一次，1~2d停药，可改善肺毛细血管通透性，消除肺间质水肿，并可促进表面活性物质的合成与分泌，防止肺泡萎缩，从而降低ARDS的死亡率。在肺性脑病的早期，每日应用地塞米松10mg静注，连续2~3d，多能使病情得到改善，糖皮质激素不宜长期使用，它会引起感染扩散，消化道出血甚而溃疡穿孔等不良反应，因而在用药期间特别要警惕这类并发症的发生。

5.气管插管、气管切开和辅助呼吸

呼吸衰竭患者呼吸道分泌物积滞，通气严重不足，上述治疗无效或精神症状加重，患者陷入昏迷半昏迷时，应予气管插管，以保证呼吸道通畅，便于吸痰和给氧。气管插管不宜安放过久，以免损伤声带或发生喉头水肿。患者神志清醒，病情仍需要时可考虑气管切开。

（四）积极控制呼吸道感染

呼吸道感染是诱发呼吸衰竭的重要原因，特别是COPD所致的呼吸衰竭，当肺功能明显减退时，较轻的感染，足以使肺功能失代偿，感染能否控制，直接关系治疗的成败。抗生素的选择，应针对并参考药物敏感试验，同时还要根据感染的轻重、机体状况，既往用药等进行全面参考，选用适当的抗生素。

（五）合理用氧

在呼吸衰竭的处理中，氧疗是个十分重要的问题。急剧发生的严重缺氧可产生神经、心血管系统不可逆的损害。原发于肺部疾病并有CO_2潴留的患者，吸氧浓度偏高，易诱发加重肺性脑病。

呼吸衰竭患者需要吸氧时，一般采用鼻导管吸氧，不影响进食与咳痰。Ⅰ型呼吸衰竭的患者无CO_2潴留，中枢对CO_2有正常的反应性，可不必采用控制性给氧；轻度的低氧血症PaO_2 6.67～8.53 kPa，患者只需吸低浓度氧；有严重通气/血流比例失调或分流样效应重症Ⅰ型呼吸衰竭者$PaO_2 < 4.67$ kPa吸中等浓度的氧，不会出现$PaCO_2$升高。Ⅱ型呼吸衰竭的患者有CO_2潴留，呼吸中枢对CO_2敏感性降低，呼吸驱动靠缺氧来刺激，如需吸氧，只能采用控制性氧疗，即持续低流量吸氧，开始时吸氧浓度24%，以后略升高，一般不超过32%，使PaO_2维持在6.67 kPa（50 mmHg），达到基本安全水平即可，不必加大吸氧浓度。Ⅱ型呼吸衰竭的患者，氧疗后$PaCO_2$会有一定程度升高。中度低氧血症PaO_2 4.67～6.53 kPa和重度低氧血症在控制性吸氧后，预计$PaCO_2$上升2.00～2.67 kPa，如患者氧疗前$PaCO_2$只有轻微增高，这样的上升不致产生昏迷或严重的问题。但如果氧疗前$PaCO_2$较高者，如此上升可使患者进入二氧化碳麻醉状态。对$PaCO_2$高于9.33 kPa患者，用氧应极为小心。对于这类患者开始只用24%的氧，以后再逐步提高氧浓度，如吸28%的氧能使PaO_2达到6.67 kPa，而$PaCO_2$升高也在安全范围内，则28%的氧为最合理的氧浓度。

（1）给氧的方法。临床上选用氧疗工具依据三个条件：①能提供比较稳定的氧浓度。②患者用后无不适感觉。③易于接受，并能坚持长时间应用。

鼻导管或鼻塞对于非气管插管或气管切开术的患者是较合适的常用给氧方式，因为它具有简单、价廉、方便并为多数患者接受等优点。

（2）鼻导管一般用橡皮管或塑料管制成，从鼻孔沿鼻腔底部插入一定深度，其尖端达到软腭后（插入长度为10 cm）为适中。其缺点有三：易堵塞对局部有刺激性；如给氧流速＞6L/min可导致鼻黏膜干燥不适；万一滑入食管可导致上消化道胀气。

（3）鼻塞用较硬而光滑的材料（如含硅胶、塑料）制作。给氧前擦净鼻腔、调节氧流量，再将鼻塞塞入鼻孔内，长时间用氧适合此法，患者感觉舒适，使用方便。鼻塞、鼻导管吸氧浓度（%）=21+4×氧流量（L/min）

（4）呼吸机供氧：上述方法不能有效地改善缺氧或二氧化碳分压呈进行性升高，可用呼吸机供氧。其浓度不超过60%为宜。

（5）氧疗失败的原因：①吸入氧浓度不够，如鼻导管吸氧时，用口腔呼吸，降低了吸氧浓度。②气道严重阻塞，影响了氧进入肺泡。③心排血量严重降低所致组织供氧不足。④严重贫血引起的组织缺氧。⑤通气/血流比例失调，导致生理性分流，如成人呼吸窘迫综合征。⑥氧疗后发生二氧化碳麻醉。⑦高浓度氧疗法引起并发症，如氧中毒肺损害、肺不张、抽搐或呼吸抑制。

（6）氧疗的效果评价：如呼吸频率减慢，节律正常，血压上升，心率减慢，心律失常消失，皮肤发绀改善，皮肤温暖，少汗，神志恢复，尿量增多，呼吸困难减轻，提示组织缺氧改善。还可根据PaO_2和$PaCO_2$改善程度判断氧疗效果。

停氧的指标：呼吸平稳、心律规整、心率下降、血压正常、神志清楚、精神好转、口唇、甲床发绀消失，停氧后PaO_2＞8.0kPa（60mmHg）不再下降，$PaCO_2$＜6.7kPa（50mmHg）不再上升。在停止吸氧前，必须间断吸氧几日，方可完全停止氧疗。

（7）氧疗监护内容：①体温、脉搏、呼吸、血压监测。②观察咳嗽、发绀、神志精神的变化。③防止氧中毒。

（六）呼吸兴奋剂的使用

通气不足伴有明显的CO_2潴留，应用氧疗的同时，可考虑应用呼吸兴奋剂，以可拉明最为常用，该药作用快，呼吸幅度、频率即刻增加，发绀减轻，神志清醒。不良反应为皮肤潮红、瘙痒、肌肉抽动、烦躁不安，但减缓滴注或停用后症状可缓解或消失。Ⅱ型呼吸衰竭患者在伴有神志不清时，可适量应用呼吸兴奋剂，它的疗效基于促使神志清醒，加强咳嗽反射，改善痰液引流，通气功能得以改善，所以使用呼吸兴奋剂后，如神志转清，应争取这一机会采取措施（如呼吸道湿化、鼓励咳嗽，帮助腹式呼吸等），如只用呼吸兴奋剂，不注意保持呼吸道通畅，不仅收效甚微，反而增加氧耗量。临床上应用呼吸兴奋剂治疗12h无明显效果时，则考虑气管插管或切开，加用机械呼吸，以免贻误病情。

（七）酸碱失衡及电解质紊乱的处理

慢性呼吸衰竭失代偿常伴有酸碱失衡，而酸中毒常见。酸中毒治疗关键在于改善通气，排出过多的二氧化碳。但pH太低，可造成严重的心律失常、低血压或昏迷。呼吸性酸中毒合并代谢性酸中毒pH＜7.20者，可小量多次静脉注射碳酸氢钠。在血气的监护下使pH升至7.20以上，但不可急于恢复正常，如补碱过量，加之改善通气过程中，$PaCO_2$迅速下降则可产生致死性的碱中毒。呼吸性酸中毒合并代谢性 酸中毒时常并发低钾、低氯、低钠血症，故需补充钾钠氯离子，氯化钾可静滴或口服，根据病情每日补充4.0g左右。低氯者可给予盐酸精氨酸静滴（10～20g）。低钠者予10％钠静脉滴注。同时存在严重低钾、低钠者，应先补钾后补钠。电解质紊乱、酸碱失衡患者及时抽血监测血气及电解质，调整用量指导治疗。

（八）支持治疗

慢性呼吸衰竭失代偿期多由于病程长，病情反复，饮食减少，体内消耗增多等原因，常伴有不同程度水、电解质和能量代谢失调。营养不良可造成全身和呼吸道抵抗力降低，黏膜屏障功能减弱，白细胞杀菌能力受损，营养低下还使代谢负荷增加，易发生呼吸衰竭。如患者只靠葡萄糖供给营养，每日热量不足2100kJ，3～4d以后，呼吸中枢对缺O_2和CO_2反应降低，加重呼吸衰竭。因此，对昏迷或吞咽困难及气管插管的患者，应首先考虑鼻饲饮食一般予4184～5021kJ，其中碳水化合物60％～70％，脂肪15％～20％，蛋白质15％，胃肠功能差的患者可改用静脉营养法，如脂肪乳剂、复合氨基酸静脉滴注。

第五章 心血管内科疾病患者的护理

第一节 高血压病

高血压病可导致血管、心脏和肾脏的病变，是危害人类健康的主要疾病。1979年我国采纳了1978年世界卫生组织建议的血压判别标准：①正常成人收缩压≤18.6 kPa，舒张压≤12.0 kPa。②成人高血压为收缩压≥21.3 kPa，和（或）舒张压≥12.6 kPa。③临界高血压指血压数值在上述二者之间。

在某些疾病中，高血压只是其临床症状之一，血压是随着其原发疾病的发展而变化的，此种高血压称为症状性高血压或继发性高血压。高血压作为主要临床表现而病因不明者称为原发性高血压或高血压病。临床所见高血压绝大多数属于原发性高血压，约占所有高血压的90%，是危害人类健康的常见病。

一、病因

1.家族与遗传

国内外研究已证实，双亲均为正常血压者子女患高血压的概率是3%，而双亲均为高血压者其概率则为45%。动物实验研究已成功地建立了遗传性高血压大鼠株，繁殖几代后几乎100%发生高血压，提示本病有遗传缺陷的内在因素。

2.肥胖

流行病学调查发现，无论是工业发达国家还是不发达国家，血压正常人群均显示体重与血压呈正相关性。在体重不伴随年龄增长而增加的人群，动脉压亦不随年龄的增长而升高，超重是发生高血压的独立的危险因素。因热量过剩引起肥胖而导致高血压的可能机制有以下几个方面：①血容量和心排血量增加。②因伴有高胰岛素血症或肾素与醛固酮关系异常而引起体内水钠潴留。③神经内分泌调节的紊乱。④细胞膜协同转运功能缺陷，钠-钾泵活性异常，都可能是引起高血压和肥胖的细胞病理基础。

3.饮酒

酒是导致许多疾病的危险因素，有研究报告表明，饮酒量与血压之间存在着剂量-反应关系，随着饮酒量的增多，收缩压和舒张压也逐渐升高，统计学差异有显著意义。重度饮酒者（约65g酒精），或长期饮酒者的高血压患病率及平均血压值均升高，尤其是收缩压。饮酒引起血压升高的可能机制。①长期饮酒者的皮质激素水平升高，儿茶酚胺水平上升。②饮酒影响肾素-血管紧张素及血管升压素和醛固酮的作用。③饮酒影响细胞膜的流动性，通透性，引起钠-钾泵活性异常和离子转运功能障碍。

4.高盐摄入

盐摄入与高血压患病率之间呈线性相关。高血压患者有盐敏感型和非盐敏感型，盐敏感者占高血压人群的30%～50%。高钠可能通过提高交感神经活性，促进排钠激素分泌，影响机体小动脉等自动调节机制而导致高血压。

5.职业与环境

凡需要注意力高度集中，过度紧张的脑力劳动，对视听过度刺激的工作环境，均易使血压增高。城市中生活和工作环境也容易促使本病的发生。

6.年龄

40岁以后本病患病率明显增多，女性还常发生绝经期高血压，提示随年龄增长而发生的内在生理变化或长时间的外界因素作用，能促发本病。

二、临床表现

1.缓进型高血压

起病隐匿，病程进展缓慢，故亦称良性高血压。早期多无症状，偶于体检时发现血压增高，或在精神紧张，情绪波动或劳累后出现轻度而暂时的血压升高，头晕、头痛、眼花、耳鸣、失眠、乏力、注意力不集中等症状。后期血压持续在高水平，可出现脑、心、肾等器官的器质性损害和功能障碍。

（1）脑部表现：头痛、头晕和头胀是本病常见症状。血管急剧升高常发生脑血管痉挛，短暂性的脑血管痉挛引起一过性脑缺血，出现头痛、失语、肢体瘫痪，历时数分钟至数天恢复。普遍而剧烈的脑血管痉挛引起脑水肿，颅内压增高，此时血压显著增高，头痛剧烈，并有呕吐、抽搐或昏迷。在脑部小动脉粥样硬化的基础上，可发生脑出血或脑血栓。脑出血的临床表现视出血部位、出血量多少而定，多在体力或脑力紧张活动时发病，起病急，可有面瘫、失语、头痛、呕吐、嗜睡、昏迷等症状。脑血栓形成多发生在休息或睡眠之中，常有头晕、肢体麻木、失语等症状，然后逐渐发生偏瘫，一般无昏迷或有短暂神志不清。

（2）心脏表现：长期高血压引起心脏形态和功能改变称为高血压性心脏病。早期心功能代偿阶段，患者除有时感觉心悸外，其他心脏方面的症状可不明显。代偿功能失调时，出现左心衰竭，反复或持续的左心衰竭可发展为全心衰竭。体检发现心尖冲动呈抬举性，心浊音界向左扩大，主动脉瓣区第二音亢进。心电图示左心室肥厚及劳损，晚期有心律失常。X线检查见左心室肥大，主动脉弓延长弯曲。由于高血压可促进动脉粥样硬化，部分患者可合并冠状动脉粥样硬化性心脏病而有心绞痛，心肌梗死等表现。

（3）肾脏表现：长期血压增高致肾小动脉粥样硬化，逐渐影响肾脏功能。开始时临床上一般无明显泌尿系统症状。当肾功能减退时，可出现多尿、夜尿等，反映肾脏浓缩功能减退。当肾功能进一步减退时，尿量减少，出现血尿，最后出现氮质血症及尿毒症。

（4）眼底改变：早期视网膜动脉痉挛，动脉变细（Ⅰ级）；以后发展为视网膜动脉狭窄，动脉交叉压迹（Ⅱ级）；眼底为出血或棉絮状渗出（Ⅲ级），视神经盘水肿（Ⅳ级）。

2.急进性高血压

临床表现基本上与缓进型高血压病相似，但有病情严重、发展迅速、视网膜病变和肾功能迅速恶化等特点，故亦称为恶性高血压，占高血压的1%左右。可由缓进型突然转变而来，亦可以发病起即为急进型。血压显著升高，舒张压多持续在16.7～18.5kPa或更高。各种症状明显，常于数月至1～2年内出现严重的脑、心、肾损害。常有视力模糊或失明，视网膜可有出血、渗出物及视神经盘水肿。迅速出现蛋白尿、血尿及肾功能减退，最后常因尿毒症死亡，也可死于脑血管意外或心力衰竭。

3.高血压危象及高血压脑病

在高血压病程中，血压急剧升高，外周血管发生暂时性强烈痉挛，引起一系列血管加压性危象及某些器官性危象症状，称为高血压危象。脑部出现危象的严重状态，称为高血压脑病，多发生于急进型高血压。缓进型高血压患者除非血压超过33.25/19.9 kPa（250/150mmHg）否则少见。需积极处理常可迅速缓解，否则，预后凶险。

三、护理

1992年世界卫生日的主题是：心搏——健康的节律。它从战略的高度，在世界范围内再次向人们敲响了警钟：心血管病每年夺走1200万人的生命，接近世界人口总死亡的1/4，已成为人类健康的头号大敌。可是，尽管心血管病是头号杀手，但如果积极开展预防，每年可挽救600万人的生命。高血压是冠心病、脑卒中的危险因素，大量材料证明高血压是可以预防的，伴随高血压病患病率的下降，脑卒中与冠心病的发病率和死亡率也下降了。

高血压病的预防策略可以分为三级，即一级预防、二级预防、三级预防。一级预防是指已有危险因素存在，而疾病尚未发生，或疾病处于亚临床阶段时即采取预防措施，控制或减少疾病的危险因素，以减少个体发病概率和群体发病率。一级预防的概念相当于祖国医学《黄帝内经》中的"上工治未病"。二级预防是指对已患病的个体或群体采取措施，防止疾病复发或加重，这些措施常包括一级预防的措施、合理药物治疗及病后咨询等。三级预防是指重症抢救，以预防其并发症的发生和患者的死亡，其中还包括康复治疗。二级预防和三级预防相当于《黄帝内经》中的"中工治已病"。

1.一级预防措施

高血压患者群防治的目标不仅是要降低高血压患病率，更重要的是预防人群血压曲线右移，从而减少脑卒中发病，减少或延缓冠心病的发生。高血压的一级预防有两种互为补充的策略：一是针对高危人群进行，即寻找出将来可能发生高血压的人（如有明显的高血压家族史者，在儿童少年时期血压偏高者及肥胖者等），在非常早期、血压尚未升高前进行预防。二是针对整个人群进行预防，这种策略干预的是社会全体人群，促使人们从儿童–青年时期（一生习惯的形成期）就采取有益健康的生活方式和行为。

（1）减轻体重：许多研究几乎一致地证明超重或肥胖是血压升高的重要危险因素。体重指数［体重（kg）/身高的平方（m²）］在22时，心血管疾病及多种慢性病的患病率、死亡率最低。体重指数＞25称为超重，体重指数＞30称为肥胖。超重者至少有60％将发生高血压；肥胖人高血压的患病率是同年龄体重正常者的2～3倍。减重的措施一是限制过量的饮食，二是增加运动量。限制饮食要注意平衡膳食，不提倡使用抑制食欲的药物。由于各类脂肪提供的热量都很高，因此，脂肪的摄入应限制在总热量的20％以下。少吃多餐，每日四五餐有助减肥。在低热量饮食的同时，应增加体力活动，如开展一些体育运动、气功、健美操等。工作单位应提供体育活动的场所，长期坚持，定会收到很好的减肥效果。

（2）改进膳食结构。①减少钠摄入：膳食中过多的钠盐可使血压升高，人群中高血压的患病率与平均食盐摄入量几乎呈线性相关。据WHO报告，人群每日摄盐量减少5g，能使舒张压平均下降0.53kPa。理想的摄钠标准应为每日5g食盐，而我国人群中摄盐量，北方15～18g/d，南方7～12g/d。因此，建议北方居民第一步将食盐减到每天10g以下，南方居民减到每日7g以下。低钠高钾盐（含氯化钠约70%，氯化钾约25%）是一种较好的保健食盐，应推广食用。②增加钾：钾与高血压之间呈明显的负相关。增加膳食钾主要是多食新鲜蔬菜、水果、豆类等。营养学建议每人每月吃蔬菜12kg（相当于每日400g），水果每月1kg（相当于每日33g）。③增加钙：膳食中低钙与高血压有关，每日摄钙450～500mg者患高血压的危险是日摄钙1400～1500mg者的2倍。我国人群普遍钙摄入量不足，营养学建议的钙供给量标准为800mg（成年男子标准）。牛奶、豆类中含钙量较高，每毫升牛奶含钙约1mg，每日补充250mL牛奶即可满足需要。新鲜蔬菜中油菜、芹菜、萝卜缨中含钙较高，蘑菇、木耳、虾皮、紫菜等用以配菜也可补充钙的成分。④减少膳食脂肪，补充优质蛋白质。流行病学研究表明，即使不减少膳食中钠盐摄取和减重，如能将膳食脂肪控制在总热量25%以下，多不饱和脂肪酸与饱和脂肪酸比值（P/S）维持在1，连续40d可使男性收缩压和舒张压下降12%，女性下降5%。营养学建议成人每人每月摄入谷类14kg，薯类3kg，蛋类1kg，肉类1.5kg，鱼类500g。

（3）限制饮酒：一般少量饮酒对高血压发病率并无影响，但大量饮酒（指每日饮酒超过2～4份以上，每份相当于15mL酒精或啤酒300mL或葡萄酒100mL或白酒25mL）肯定促使血压上升。饮酒与血压呈U形相关，存在"阈值"反应。每日40g酒精是阈值，每日酒精摄入量超过78g的重度饮酒者的高血压患病率是不饮酒者的2倍，但每日40g酒精摄入量以下的饮酒者的血压水平与不饮酒者无明显差异。因此，为预防高血压，最好不饮酒，已有饮酒习惯的人要戒酒或减少饮酒量，每天最多不应超过1两（50g）白酒。

（4）增加体力活动：经常坚持体力活动可预防和控制高血压。为取得运动训练的良好效果，要确定运动的方式、强度、时间和频度。运动的方式有两种，一种是耐力性运动训练或有氧运动训练，是影响血流动力学改变的大肌群运动，如快走、跑步、骑自行车、游泳、滑雪等，这种运动有降压作用。另一种运动方式是无氧运动训练或力量训练，如举重、角斗等，只涉及有限的肌肉运动，并不引起血流动力学的改变，降压效果不明显。

运动强度可根据 karvonen 公式计算：

运动时心率=［X×（最大心率−休息时心率）］+休息时心率

X＜50％为轻度运动量

X=50％～75％为中度运动量

X＞75％为重度运动量

（注：最大心率可由运动试验估计，也可用公式计算，最大心率=210−年龄。）

每次运动持续的时间为10～30min，个人体力允许者可达60min。运动频度指每周运动次数，一般为3～7次。以上公式并非十分精确，有时受药物的影响。对个体来说，先从轻度或中等强度的运动开始，逐渐增加运动量。

2.二级预防的实施

二级预防就是及时的，正确地治疗高血压，以预防其病情加重或发生并发症。

现代观点认为，高血压的合理治疗应当包括：

（1）通过逐渐降压治疗，使血压降至正常范围。

（2）保持靶器官免受损害。

（3）兼顾其他危险因子的治疗。因此，心血管病的防治应采取综合性措施及因人而异的个体化治疗方案。

二级预防的具体实施是：①增强健康意识，培养健康行为。合理的膳食及其他非药物疗法，是健康的生活方式，是整个治疗必不可少的基础。对患者来说，只有增强自我保健的意识、知识和能力，提高配合治疗的积极性，即提高"顺应性"，认识疾病的危害，看到治愈的希望和需要克服的困难，思想上有长期坚持配合的准备，才有可能在旷日持久的高血压预防中取得成功。往往因对治疗方法认识不足，许多患者不治疗，或间断治疗，或半途而废，仅有少数能坚持与医生长期配合取得良好效果。②采用简便、有效、安全、价廉的药物。③兼顾其他危险因素的治疗。

高血压的二级预防本身就是动脉粥样硬化、脑卒中、冠心病的一级预防。只有兼顾了控制吸烟、减少饮酒、控制体重、适当运动、保持心理平衡等综合治疗才能取得最佳效果。

第二节 肺源性心脏病

慢性肺源性心脏病简称肺心病，是由于肺、胸廓或肺动脉的慢性病变所致的肺循环阻力增加、肺动脉高压，进而引起右心室肥厚、扩大、甚至右心衰竭的心脏病。

一、常见病因

按原发病在支气管与肺组织、胸廓和肺血管的不同，可分为三大类。①支气管、肺疾病：以慢支并发阻塞性肺气肿最常见，占80%～90%，其次为哮喘、支气管扩张、重症肺结核、尘肺。其他如慢性弥漫性肺间质纤维化、结节病、农民肺（蘑菇孢子吸入）、恶性肿瘤等则较少见。②胸廓运动障碍性疾病：较少见，包括严重的脊柱后凸、侧凸、脊椎结核、类风湿关节炎、胸膜广泛粘连及胸廓成形术后等造成的严重胸廓或脊柱畸形，以及神经肌肉疾患如脊髓灰质炎等。③肺血管疾病：甚少见，如原发性肺动脉高压、反复多发性 小动脉栓塞、结节性多动脉炎等。

二、临床表现

（一）临床特点

首先具有原发病灶慢性支气管炎、肺气肿或其他肺胸疾病的历史和临床表现，如长期或间断性咳嗽、咳痰、喘息、发热等症状。

（二）体征

剑突下出现收缩期搏动，肺动脉瓣区第二音亢进，三尖瓣区心音较心尖部明显增强或出现收缩期杂音。

（三）X线表现

除肺、胸基础疾病及急性肺部感染的特征外，尚可有肺动脉高压征，如右下肺动脉干扩张，其横径≥15mm；其横径与气管横径之比值≥1.07；肺动脉段明显突出或其高度≥7mm；右心室增大征，皆为诊断肺心病的主要依据。

（四）心电图表现

主要有右心室肥大和肺动脉高压表现：电轴右偏、额面平均电轴≥90°，重度顺钟向转位，$R_{V_1}+S_{VS}≥1.05mV$及肺型P波，均为诊断肺心病主要条件。也可右束支传导阻滞及肢体导联低电压，可作为诊断肺心病的参考条件。在V_1、V_2甚至V_3，可出现酷似陈旧性前间壁心肌梗死的QS波，应注意鉴别。其他尚可有心律失常图形。

（五）超声表现

二维超声：①右室大，右室前壁明显肥厚，大于5mm（正常右室前壁厚度4mm），右室前壁搏动强。②右房大，右室流出道增宽。③主肺动脉增宽大于20mm，右肺动脉增宽大于18mm。④肺动脉瓣出现肺动脉高压征象。⑤室间隔右室面增厚大于11mm，与左室后壁呈同向运动。

通过测定右心室流出道内径（≥30mm），右心室内径（≥20mm），右心室前壁的厚度（≥5mm），左、右室内径的比值（<2mm），右肺动脉内径（≥18mm）或肺动脉干（≥20mm）及右心房增大（≥25mm）等指标，以诊断肺心病。

三、护理

（一）护理要点

解除气道阻塞，合理用氧、减轻呼吸困难；给以心理支持；维持体液及酸碱平衡；并发症的预防及护理；遵医嘱及时合理用药；注意观察病情变化。

（二）护理措施

1.解除气道阻塞，改善肺泡通气

及时清除痰液，神志清醒患者应鼓励咳嗽，痰稠不易咳出时，可有效湿化分泌物，危重体弱患者，定时更换体位，叩击背部使痰易于咳出。对神志不清者，可进行机械吸痰，需注意无菌操作，抽吸压力要适当，动作轻柔，每次抽吸时间不超过15s，以免加重缺氧。

2.合理用氧、减轻呼吸困难

根据缺氧和CO_2潴留的程度不同，合理用氧，一般给予低流量、低浓度持续吸氧。如病情需要提高氧浓度，应辅以呼吸兴奋剂刺激通气或使用呼吸机改善通气。吸氧后如呼吸困难缓解、呼吸频率减慢、节律正常、血压上升，心率减慢，心律正常，发绀减轻、皮肤转暖、神经转清、尿量增加等，表示氧疗有效。若呼吸过缓，意识障碍加深，需考虑CO_2潴留加重，必要时采取增加通气量措施。

3.心理护理

肺心病是一种慢性病，患者常感力不从心，精神苦闷，护士应关心体贴患者，多与患者沟通，给以心理安慰，增强抗病信心。生活上给予照顾、细心护理，解除因不能自理带来的多种不便，缓解病痛不适。

4.维持体液及酸碱平衡

正确记录24h出入液量及观察体重变化，及时采集血清标本测定电解质，并按医嘱完成输液计划。当呼吸性酸中毒合并代谢性酸中毒时，应观察患者有无乏力，头痛、气促、嗜睡，呼吸深快及意识不清等，如出现上述症状及时和医师联系，切忌随意用镇静剂，以免造成呼吸抑制。

5.并发症的预防及护理

常见的并发症有上消化道出血、弥散性血管内凝血、心律失常、休克。①上消化道出血：注意患者恶心呕吐症状、呕出物颜色、性状及粪便色、质、量、观察心率、血压，检查肠鸣音，给予患者精神安慰，避免紧张，做好饮食护理等。改善缺氧和CO_2潴留，使胃黏膜应激性溃疡得到愈合。迅速控制出血。②弥散性血管内凝血：早期发现皮肤黏膜有无出血点，注射部位有无渗血、出血或上消化道出血倾向，及时控制感染，按医嘱早期应用抗凝治疗。③心律失常：发现患者脉搏强弱不等，节律不规则时应同时进行心脏听诊并及时与医师联系。④休克：观察患者体温、脉搏、呼吸神志、血压、肢体温度、尿量，及早发现诱因，做好休克患者的相应护理。

（三）用药及注意事项

（1）控制感染：根据痰培养和药物敏感试验选择抗菌药物。院外感染以革兰阳性菌为主，院内感染以革兰阴性菌占多数。一般主张联合应用抗菌药物。

（2）保持呼吸道畅通，改善呼吸功能。

（3）控制心力衰竭。可适当选用利尿、强心或血管扩张药物。①利尿剂：以作用轻、剂量小、疗程短、间歇和交替用药为原则。根据病情选用氢氯噻嗪、氨苯喋啶、呋塞米（呋塞米）等。用药后需密切观察精神神经症状，痰液黏稠度，有无腹胀，四肢无力，抽搐等，准确记录出液量与体重，及时补充电解质。②强心剂：由于长期缺氧，患者对洋地黄类药物耐受性降低，故疗效差，易中毒，使用要慎重。以选用剂量小、作用快、排泄快药物为原则，一般为常用剂量的1/2或2/3。用药后须严密观察疗效和有无不良反应。③血管扩张剂：可降低肺动脉高压，减轻心脏前、后负荷，降低心肌耗氧量，对部分顽固性心衰有作用，但同时降低体循环血压，反射性引起心率增快，血氧分压降低、二氧化碳分压升高等不良反应，限制了其临床使用。

（4）控制心律失常：经抗感染、纠正缺氧等治疗后，心律失常一般可消失，如不消失可酌情对症使用抗心律失常药。

（5）呼吸兴奋剂：使用应在保持呼吸道通畅的前提下，可配合吸氧、解痉、祛痰等措施，不能长期和大剂量应用。严重呼衰时，因脑缺氧和脑水肿未纠正而出现频繁抽搐者，应慎用呼吸兴奋剂，用药过程中如出现呕吐或肢体抽搐提示药物过量应及时与医师联系。

（四）健康教育

（1）增强体质：病情缓解期应根据心肺功能情况与体力强弱适当进行体育锻炼，如散步、气功、太极拳、腹式呼吸运动等，以增强体质，改善心肺功能，也可进行缩唇呼吸，增加氧气量，提高肺泡氧分压。鼓励患者进行耐寒锻炼，增加机体抵抗力和免疫力，防止受凉感冒。

（2）消除呼吸道不良刺激：耐心劝告患者戒烟，说明烟可刺激吸道黏液组织，使腺体大量增生，导致气道阻塞。居室需适宜的温度、湿度，保持空气清新，定时开窗、通风，防止忽冷忽热的温差刺激。

（3）合理选择食谱，宜选用高热量、高蛋白质、低盐，易消化食物，补充机体消耗，增加抗病能力。

（4）积极防治慢性呼吸道疾患，避免各种诱发因素：预防慢性支气管炎反复发作，感染时应及早选用抗生素，有效地控制呼吸道继发细菌感染。指导患者取适当卧位，注意口腔卫生，多饮水稀释痰液或指导患者家属帮助翻身拍背，保持呼吸道通畅。

（5）注意病情变化，定期门诊随访：患者如感呼吸困难加重，咳嗽加剧，咳痰不畅，尿量减少，水肿明显或亲属发现患者神志淡漠、嗜睡或兴奋躁动，口唇青紫加重，大便色泽及咳痰声音改变，均提示病情变化或加重，需及时就医诊治。

第三节　心肌炎

心肌炎是指心肌细胞及其组织间隙局限性或弥漫性炎症，其中感染性心肌炎最多见，风湿热等变态反应所致的心肌炎次之。目前，在我国最常见的是病毒性心肌炎。

一、病因及诱发因素

病毒直接侵犯心肌，引起心肌损伤和功能障碍，为病毒性心肌炎的主要病因。劳累过度、营养不良、呼吸道感染、缺氧、原有细菌感染及心肌损伤，为主要诱发因素。

二、临床表现

（1）多数患者发病前有上呼吸道感染或消化道感染史，表现为发热、全身酸痛、咽痛、腹泻等。上述症状常在发病前1~3周出现，部分患者上述症状和心脏症状同时出现。

（2）心脏受累症状：常有心悸、气短、心前区不适或隐痛，部分患者可出现剧烈胸痛。严重患者在短期内迅速出现心力衰竭、心源性休克或严重的心律失常而发生晕厥或猝死。

（3）体检：可有心脏扩大，心率增速与体温不相称，或心率异常缓慢。各种心律失常均可出现。

（4）并发症：常见的并发症有心律失常、心力衰竭、心源性休克，甚至猝死。

三、护理

（一）观察要点

（1）生命体征及心率、心律、尿量的变化。

（2）有无心悸、呼吸困难、发绀、颈静脉怒张、下肢水肿等。

（3）有无胸痛、咳嗽、咯血、偏瘫及突然晕厥现象。

（4）药物治疗的效果及不良反应。

（二）护理常规

（1）执行心血管疾病一般护理常规。

（2）一级护理，绝对卧床休息，直至体温正常、脉搏低于每分钟100次、心电图显示无心肌损伤、听诊无心包摩擦音、血沉正常、无自觉症状。

（3）给予高蛋白质、高维生素、高热量、富于营养、易消化饮食，少量多餐。病情严重伴有水肿者，应限制钠盐摄入量。

（4）观察体温、脉搏、呼吸、血压、心率、心律的变化。

（5）应用激素、洋地黄制剂及抗凝药物时，注意观察药物疗效、毒性反应和不良反应。

（6）呼吸困难者应取半卧位，间断或持续吸氧，出现心律失常应遵医嘱处理。

（7）保持病房整洁、安静，保证患者充分休息。烦躁不安者可给予镇静剂，合并右心衰竭时禁用吗啡。

（8）注意保暖，避免受凉，预防上呼吸道感染。

（9）戒除烟、酒及刺激性食物，保持大便通畅。

（10）高热时，按高热护理常规护理。

（11）合并心力衰竭，按心力衰竭护理常规护理。

（12）出现心律失常，按心律失常护理常规护理。

（三）护理措施

（1）提供良好的休息环境和情绪支持，保证患者充分休息，减轻心脏负担。应卧床休息直至症状消失。

（2）给予高蛋白质、高热量、高维生素、富于营养的饮食。严重水肿或有心力衰竭者，限制钠盐摄入。

（3）注意药物治疗的效果及不良反应。

（四）预防指导

（1）避免过度劳累及精神紧张。

（2）增强体质，积极预防上呼吸道、肠道感染。

（3）及时治疗各种细菌感染性疾病及原有的心肌疾患。

（4）病毒性心肌炎，经适当的治疗大多可以痊愈，且不留任何症状或体征。少数患者可能遗留有心律失常后遗症，部分患者可能反复发作而演变为慢性心肌炎，引起死亡的患者只是极少数。

（5）教会患者及家属如何测量脉率、节律，发现有心悸及脉率、心律变化时，应及时通知医护人员。

（6）为防止并发症及反复发作，应要求患者定期复诊，遵医嘱服药。

第四节　心力衰竭

心力衰竭（hean failure）是由于心脏收缩机能和（或）舒张功能障碍，不能将静脉回心血量充分排出心脏，造成静脉系统淤血及动脉系统血液灌注不足而出现的综合征。

一、病因

1.基本病因

（1）心肌损伤：任何大面积（大于心室面积的40%）的心肌损伤都会导致心脏收缩和（或）舒张功能的障碍。

（2）心脏负荷过重：压力负荷（后负荷）过重，心脏排血阻力增大，心排血量降低，心室收缩期负荷过度，引起心室肥厚性心衰；容量负荷（前负荷）过重，心脏舒张期容量增大，心排血量减低，引起心室扩张性心衰。

（3）机械障碍：腱索或乳头肌断裂，心室间隔穿孔，心脏瓣膜严重狭窄或关闭不全等引起的心脏机械功能衰退，导致心力衰竭。

（4）心脏负荷不足：如缩窄性心包炎，大量心包积液，限制性心肌病等，使静脉血液回心受限，因而心室心房充盈不足，腔静脉及门脉系统淤血，心排血量减低。

（5）血液循环容量过多：如静脉过多过快输液，尤其在无尿少尿时超量输液、急性或慢性肾炎引起高度水钠潴留，高度水肿等均引起血循环容量急剧膨胀而致心力衰竭。

2.诱发因素

（1）感染：感染可增加基础代谢，增加机体耗氧，增加心脏排血量而诱发心衰，尤其呼吸道感染较多见。

（2）体力过劳：正常心脏在体力活动时，随身体代谢增高心脏排血量也随之增加。而有器质性心脏病患者体力活动时，心率增快心肌耗氧量增加，心排血量减少，冠状动脉血液灌注不足，导致心肌缺血，心慌、气急，诱发心衰。

（3）情绪激动：情绪激动促使儿茶酚胺释放，心率增快，心肌耗氧增加，动脉与静脉血管痉挛，增加心脏前后负荷诱发心衰。

（4）妊娠与分娩：风湿性心脏病或先天性心脏病患者，心功能低下，在妊娠32~34周，分娩期及产褥期最初3d内心脏负荷最重，易诱发心力衰竭。

（5）动脉栓塞：心脏病患者长期卧床，静脉系统长期处于淤血状态，容易形成血栓，一旦血栓脱落导致肺栓塞，加重肺循环阻力诱发心力衰竭。

（6）水、钠摄入量过多：心功能减退时，肾脏排水排钠机能减弱，如果水、钠摄入量过多可引起水钠潴留，血容量膨胀。

（7）心律失常：心动过速可使心脏无效收缩次数增加而加重心脏负荷；心脏舒张期缩短使心室充盈受限进而降低心排血量，同时心脏氧渗透期缩短不利于心肌代谢。

（8）冠脉痉挛：冠状动脉粥样硬化，易发生冠脉痉挛，心肌缺血导致心脏收缩或舒张功能障碍。

（9）药物反应：因用药或停药不当导致的心衰或心衰恶化不在少数。慢性心衰不该停用强心剂而停用。服用过量洋地黄、利尿药或抗心律失常药，都可导致心衰恶化。

三、临床表现

心力衰竭在早期可仅有一侧衰竭，临床上以左心衰竭为多见，但左心衰竭后，右心也相继发生功能损害，最后导致全心衰竭。临床表现的轻重，常依病情发展的快慢和患者的耐受能力而不同。

1.左心衰竭

（1）呼吸困难：轻症患者自觉呼吸困难，重者同时有呼吸困难和短促的征象。早期仅发生于劳动或运动时，休息后很快消失。这是由于劳动促使回心血量增加，肺淤血加重的缘故。随着病情加重，轻度劳动即感到呼吸困难，严重者休息时亦感呼吸困难，以致被迫采取半卧位或坐位，为端坐呼吸。

（2）阵发性呼吸困难：多发生于夜间，故又称为阵发性夜间性呼吸困难。患者常在熟睡中惊醒，出现严重呼吸困难及窒息感，被迫坐起，咳嗽频繁，咯粉红色泡沫样痰液。轻者数分钟，重者经1~2h逐渐停止。阵发性呼吸困难可能的发生原因如下。①睡眠时平卧位，回心血量增加，超过左心负荷的限度，加重了肺淤血。②睡眠时，膈肌上升，肺活量减少。③夜间迷走神经兴奋性增高，使冠状动脉和支气管收缩，影响了心肌的血液供应，发生支气管痉挛，降低心肌收缩性能和肺通气量，肺淤血加重。④熟睡时中枢神经敏感度降低。因此，肺淤血必须达到一定程度后方能使患者因气喘惊醒。

（3）急性肺水肿：是左心衰竭的重症表现，是阵发性呼吸困难的进一步发展。常突然发生，呈端坐呼吸，表情焦虑不安，频频咳嗽，咯大量泡沫状或血性泡沫性痰液，严重时可有大量泡沫样液体由鼻涌出，面色苍白，口唇青紫，皮肤湿冷，两肺布满湿啰音及哮鸣音，血压可下降，甚至休克。

（4）咳嗽和咯血：为肺泡和支气管黏膜淤血所致，多与呼吸困难并存，咯白色泡沫样黏痰或血性痰。

（5）其他症状：可有疲乏无力、失眠、心悸、发绀等。严重患者脑缺氧缺血时可出现陈-施氏呼吸、嗜睡、眩晕、意识丧失、抽搐等。

（6）体征：除原有心脏病体征外，可有舒张期奔马律、交替脉、肺动脉瓣音区第2音亢进。轻症肺底部可听到散在湿性啰音，重症则湿啰音满布全肺，有时可伴哮鸣音。

（7）X线及其他检查：X线检查，可见左心扩大及肺淤血，肺纹增粗。急性肺水肿时可见由肺门伸向肺野呈蝶形的云雾状阴影。心电图检查可出现心率快及左心室肥厚图形。臂舌循环时间延长（正常10～15s），臂肺时间正常（4～8s）。

2.右心衰竭

（1）水肿：皮下水肿是右心衰竭的典型症状。在水肿出现前，由于体内已有钠、水潴留，体液潴留达5kg以上才出现水肿，故多只有体重增加。水肿多先见于下肢，卧床病员则在腰，背及骶部等低重部位明显，呈凹陷性水肿。重症则波及全身。水肿多于傍晚发生或加重，休息一夜后消失或减轻，伴有夜间尿量增加。这是由于夜间休息时，回心血量比白天活动时增多，心脏能将静脉回流血量排出，心室收缩末期残流血量减少，静脉和毛细血管压力有所减轻，因而水肿减轻或消退。

少数患者可出现胸腔积液和腹水。胸腔积液可同时见于左、右两侧胸腔，但以右侧较多，其原因不甚明了。由于壁层胸膜静脉回流体静脉，而脏层胸膜静脉血流入肺静脉，因而胸腔积液多见于左右心衰并存时。腹水多由心源性肝硬化引起。

（2）颈静脉怒张和内脏淤血：坐位或半卧位时可见颈静脉怒张，其出现常较皮下水肿或肝肿出现为早，同时可见舌下、手臂等浅表静脉异常充盈。肝大并压痛可先于皮下水肿出现。长期肝淤血，缺氧，可引起肝细胞变性、坏死，并发展为心源性肝硬化，肝功能检查不正常或出现黄疸。若有三尖瓣关闭不全并存，肝脏扪诊呈扩张性搏动。胃肠道淤血常引起消化不良，食欲减退，腹胀，恶心和呕吐等症状。肾淤血致尿量减少，尿中可有少量蛋白和细胞。

（3）发绀：右心衰竭者多有不同程度发绀，首先见于指端，口唇和耳郭，较单纯左心功能不全者为显著，其原因除血红蛋白在肺部氧合不全外，与血流缓慢，组织自毛细血管中吸取较多的氧而使还原血红蛋白增加有关。严重贫血者则不出现发绀。

（4）神经系统症状：可有神经过敏，失眠，嗜睡等症状。重者可发生精神错乱，可能是脑出血，缺氧或电解质紊乱等原因引起。

（5）心脏及其他检查：主要为原有心脏病体征，由于右心衰竭常继发于左心衰竭的基础上，因而左、右心均可扩大。右心扩大引起了三尖瓣关闭不全时，在三尖瓣音区可听到收缩期吹风样杂音。静脉压增高。臂肺循环时间延长，因而臂舌循环时间也延长。

3.全心衰竭

左、右心功能不全的临床表现同时存在，但患者或以左心衰竭的表现为主或以右心衰竭的表现为主，左心衰竭肺充血的临床表现可因右心衰竭的发生而减轻。

四、护理

1.护理要点

（1）减轻心脏负担，预防心力衰竭的发生。

（2）合理使用强心、利尿、扩血管药物，改善心功能。

（3）密切观察病情变化，及时救治急性心衰。

（4）健康教育。

2.减轻心脏负担，预防心力衰竭

休息可减少全身肌肉活动，减少氧的消耗，减少静脉回心血量及减慢心率，从而减轻心脏负担。根据患者病情适当安排其生活和劳动，可以尽量减轻心脏负荷。对于轻度心衰患者，可仅限制其体力活动，并规定充分的午睡时间或较正常人多一些的夜间睡眠时间。较重的心力衰竭患者均应卧床休息，并尽可能使卧床休息患者的体位舒适。当心力衰竭表现有明显改善时，应尽快允许和鼓励患者逐渐恢复体力活动，恢复体力活动的速度和程度视患者心力衰竭的严重程度和发作时间的长短及患者对治疗的反应等而定。如心脏功能已完全恢复正常或接近正常，则每日可作轻度的体力活动。

饮食应少量多餐，给予低热量、多维生素、易消化食物，避免过饱，加重心脏负担。目前由于利尿剂应用方便。对钠盐限制不必过于严格，一般轻度心衰患者每日摄入食盐5g左右（正常人每日摄入食盐10g左右），中度心衰患者给予低盐饮食（含钠2~4g），重度心衰患者给予无钠饮食。如果经一般限盐、利尿，病情未能很好控制者，则应进一步严格限盐，摄入量不超过1g，饮水量一般不加限制，仅在并发稀释性低钠血症者，限制每日入水量500mL左右。

3.合理使用强心药物并观察毒性反应

洋地黄类强心苷是目前治疗心力衰竭的主要药物，能直接加强心肌收缩力，增加心排血量，从而使心脏收缩末期残余血量减少，舒张末期压力下降，有利于缓解各器官的淤血，增加尿量，减慢心率。常用的给药方法：负荷量加维持量，在短期内，1~3d给予一定的负荷量，以后每日用维持量，适用于急性心衰，较重的心衰或需尽快控制病情的患者；单用维持量，近年来证实，洋地黄类药物治疗剂量的大小与其增强心肌收缩力作用呈线性关系，故对较轻的心力衰竭和易发生中毒的患者可用较小的剂量，而不采用惯用的洋地黄负荷量法，尤其对慢性心衰更适用。

洋地黄用量的个体差异大，且治疗剂量与中毒剂量较接近，故用药期间需要密切观察洋地黄的毒性反应。洋地黄毒性反应有：①消化道反应。食欲不振、恶心、呕吐、腹泻等。②神经系统反应。头痛、头晕、眩晕，视觉改变（黄视或绿视）。③心脏反应。可发生各种心律失常，常见的心律失常类型为：室性期前收缩，尤其是呈二联、三联或呈多源性者。其他有房性心动过速伴有房室传导阻滞，交界性心动过速，各种不同程度的房室传导阻滞，室性心动过速，心房纤维颤动等。④血清洋地黄含量。放射性核素免疫法测定血清地高辛含量＜2.0ng/mL，或洋地黄毒甙＜20μg/mL为安全剂量。中毒者多数大于以上浓度。

使用洋地黄类药物时注意事项：①服药前要先了解病史，如询问已用洋地黄情况，利尿及电解质浓度如何，如果存在低钾，低镁易诱发洋地黄中毒。②心衰反复发作，严重缺氧，心脏明显扩大的患者对洋地黄药物耐受性差，宜小剂量使用。③询问有无合并使用增加或降低洋地黄敏感性的药物，如普萘洛尔、利血平、利尿剂、抗甲状腺药物、维拉帕米、胺碘酮、肾上腺素等可增加洋地黄敏感性；而考来烯胺，抗酸药物，降胆固醇药及巴比妥类药则可降低洋地黄敏感性。④了解肝脏肾脏功能，地高辛主要自肾脏排泄，肾功能不全的，宜减少用量；洋地黄毒甙经肝脏代谢胆管排泄，部分转化为地高辛。⑤密切观察洋地黄毒性反应。⑥静脉给药时应用5%～20%的葡萄糖溶液稀释，混匀后缓慢静推，一般不少于10～15 min，用药时注意听诊心率及节律的变化。

4.观察应用利尿剂后的反应

慢性心力衰竭者，首选噻嗪类药，采用间歇用药，即每周固定服药2～3d，停用4～5d。若无效可加服氨苯蝶啶或螺内酯。如果上两药联用效果仍不理想可以呋塞米代替噻嗪类药物。急性心力衰竭或肺水肿者，首选呋塞米或依他尼酸钠或汞撒利等快速利尿药。在应用利尿剂1h后，静脉缓慢注射氨茶碱0.25g，可增加利尿效果。应用利尿剂后要密切观察尿量，每日测体重，准确记录24h液体出入量，大量利尿者应测血压，脉搏和抽血查电解质，观察有无利尿过度引起的脱水，低血容量和电解质紊乱的表现，尤其是应用排钾利尿剂后有无乏力、恶心、呕吐、腹胀等低钾表现。对于利尿反应差者，应找出利尿不佳的原因，如了解肾脏功能情况，是否存在低血压、低血钾、低血镁或稀释性低钠血症，及用药是否合理等。

5.合理使用扩血管药物并观察用药反应

血管扩张剂可以扩张周围小动脉，减轻心脏排血时的阻力，而减轻心脏后负荷；又可以扩张周围静脉，减少回心血量，减轻心脏前负荷，进而改善心功能。常用的扩张静脉为主的药物有：硝酸甘油、硝酸酯类及吗啡类药物；扩张动脉为主的药物有：平胺唑啉，肼苯达嗪、硝苯地平；兼有扩张动脉和静脉的药物有：硝普钠、哌唑嗪及卡托普利等。在开始使用血管扩张剂时，要密切观察病情和用药前后血压，心率的变化，慎防血管扩张过度，心脏充盈不足，血压下降，心率加快等不良反应。用血管扩张要注意，应从小剂量开始，用药前后对比心率，血压变化情况或床边监测血流动力学。根据具体情况，每5~10min测量1次，若用药后血压较用药前降低1.33~2.66kPa，应谨慎调整药物浓度或停用。

6.急性肺水肿的救治及护理

急性肺水肿为急性左心功能不全或急性左心衰竭的主要表现。多因突发严重的左心室排血不足或左心房排血受阻引起肺静脉及肺毛细血管压力急剧升高所致。当肺毛细血管压升高超过血浆胶体渗透压时，液体即从毛细血管漏到肺间质、肺泡甚至气道内，引起肺水肿。典型发作表现为突然严重气急，每分钟呼吸可达30~40次，端坐呼吸，阵阵咳嗽，面色苍白，大汗，常咯出泡沫样痰，严重者可从口腔和鼻腔内涌出大量粉红色泡沫液。发作时心率、脉搏增快，血压在起始时可升高，以后降至正常或低于正常。两肺内可闻及广泛的湿啰音和哮鸣音。心尖部可听到奔马律。

（1）治疗原则：①减少肺循环血量和静脉回心血量。②增加每搏输出量，包括增强心肌收缩力和降低周围血管阻力。③减少血容量。④减少肺泡内液体漏出，保证气体交换。

（2）护理措施：①使患者取坐位或半卧位，两腿下垂，减少下肢静脉回流，减少回心血量。②立即皮下注射吗啡10mg，或杜冷丁50~100mg使患者安静及减轻呼吸困难。但对昏迷、严重休克、呼吸道疾病或 痰液极多者忌用，年老，体衰，瘦小者应减量。③改善通气—换气功能，轻度肺水肿早期高流量氧气吸入，开始是2~3L/min，以后逐渐增至4~6 L/min，氧气湿化瓶内加75%酒精或选用有机硅消泡沫剂，以降低肺泡内泡沫的表面张力，使泡沫破裂，改善通气功能。肺水肿明显出现即应做气管插管进行加压辅助呼吸，改善通气与氧的弥散，减少肺内分流，提高血氧分压。肺水肿基本控制后，可采用呼吸机间歇正压呼吸，如果动脉血氧分压<9.31kPa时可改为持续

正压呼吸。④速给西地兰0.4mg或毒毛旋花子甙K 0.25mg，加入葡萄糖溶液中缓慢静推。⑤快速利尿，如呋塞米20～40mg或依他尼酸钠25mg静脉注射。⑥静脉注射氨茶碱0.25g用50％葡萄糖液20～40mL稀释后缓慢注入，减轻支气管痉挛，增加心肌收缩力和尿排出。⑦氢化可的松100～200mg或地塞米松10mg溶于葡萄糖溶液中静脉注射。

7.健康教育

随着人们生活水平的不断提高，对生活质量的要求越来越高，心力衰竭的转归及治愈程度将直接影响患者的生活质量。预防心力衰竭发生以保证患者的生活质量就显得更为重要，首先要避免诱发因素，如气候转换时要预防感冒，及时添加衣服；以乐观的态度对待生活，情绪平稳不要大起大落过于激动；体力劳动不要过重；适当掌握有关的医学知识以便自我保健等。其次，对已明确心功能Ⅱ级、Ⅲ级的患者要按一般治疗标准，合理正确按医嘱服用强心利尿扩血管药物，注意休息和营养，并定期门诊随访。

第六章　肾内科疾病患者的护理

第一节　急性肾小球肾炎

急性肾小球肾炎（acute glomerulonephritis，AGN）简称急性肾炎，是以急性肾炎综合征为主要表现的一组疾病。其特点为起病急，患者出现血尿、蛋白尿、水肿和高血压，可伴有一过性氮质血症。本病好发于儿童，男性居多。常有前驱感染，多见于链球菌感染后，其他细菌、病毒和寄生虫感染后也可引起。本部分主要介绍链球菌感染后的急性肾炎。

一、病因及发病机制

急性肾小球肾炎常发生于 β-溶血性链球菌"致肾炎菌株"引起的上呼吸道感染（多为扁桃体炎）或皮肤感染（多为脓疱疮）后，感染导致机体产生免疫反应而引起双侧肾脏弥漫性的炎症反应。目前多认为，链球菌的主要致病抗原是胞质或分泌蛋白的某些成分，抗原刺激机体产生相应抗体，形成免疫复合物沉积于肾小球而致病。同时，肾小球内的免疫复合物可激活补体，引起肾小球内皮细胞及系膜细胞增生，并吸引中性粒细胞及单核细胞浸润，导致肾脏病变。

二、临床表现

（一）症状与体征

1.尿异常

几乎所有患者均有肾小球源性血尿，约30％出现肉眼血尿，且常为首发症状或患者就诊的原因。可伴有轻、中度蛋白尿，少数（＜20％）患者可呈大量蛋白尿。

2.水肿

80％以上患者可出现水肿，常为起病的初发表现，表现为晨起眼睑水肿，呈"肾炎面容"，可伴有下肢轻度凹陷性水肿，少数严重者可波及全身。

3.高血压

约80%患者患病初期水钠潴留时，出现一过性轻、中度高血压，经利尿后血压恢复正常。少数患者可出现高血压脑病、急性左心衰竭等。

4.肾功能异常

大部分患者起病时尿量减少（40～700mL/d），少数为少尿（<400mL/d）。可出现一过性轻度氮质血症。一般于1～2周后尿量增加，肾功能于利尿后数日恢复正常，极少数出现急性肾衰竭。

（二）并发症

前驱感染后常有1～3周（平均10d左右）的潜伏期。呼吸道感染的潜伏期较皮肤感染短。本病起病较急，病情轻重不一，轻者仅尿常规及血清补体C_3异常，重者可出现急性肾衰竭。大多预后良好，常在数月内临床自愈。

三、护理评估

（1）健康史：询问发病前2个月有无上呼吸道和皮肤感染史，起病急缓，就诊原因等以及既往呼吸道感染史。

（2）身体状况：评估水肿的部位、程度、特点，血压增高程度，有无局部感染灶存在。

（3）心理及社会因素：因患者多为儿童，对疾病的后果常不能理解，因而不重视疾病，不按医嘱注意休息，家属则往往较急，过分约束患者；年龄较大的患者因休学、长期休息而产生焦虑、悲观情绪。评估患者及家属对疾病的认识，目前的心理状态等。

（4）辅助检查：周围血象有无异常，淋巴细胞是否升高。

四、护理目标

（1）能自觉控制水、盐的摄入，水肿明显消退。

（2）患者能逐步达到正常活动量。

（3）无并发症发生，或能早期发现并发症并积极配合抢救。

五、护理措施

（一）一般护理

急性期患者应绝对卧床休息，以增加肾血流量和减少肾脏负担。应卧床休息6周～2个月，尿液检查只有蛋白尿和镜下血尿时，方可离床活动。病情稳定后逐渐增加运动量，避免劳累和剧烈活动，坚持1~2年，待完全康复后才能恢复正常的体力劳动。存在水肿、高血压或心力衰竭时，应严格限制盐的摄入，一般进盐应低于3g/d，特别严重的病例应完全禁盐。在急性期，为减少蛋白质的分解代谢，限制蛋白质的摄取量为0.5~0.8g/（kg·d）。当血压下降，水肿消退，尿蛋白减少后，即可逐渐增加食盐和蛋白质的量。除限制钠盐外，也应限制液体摄入量，进水量的控制本着宁少毋多的原则。每日进水量应为不显性失水量（约500mL）加上24h尿量，此进水量包括饮食、饮水、服药、输液等所含水分的总量。另外，饮食应注意热量充足、易于消化和吸收。

（二）病情观察

注意观察水肿的范围、程度，有无胸腔积液、腹水，有无呼吸困难、肺部湿啰音等急性左心衰的征象；监测高血压动态变化，监测有无头痛、呕吐、颈项强直等高血压脑病的表现；观察尿的变化及肾功能的变化，及早发现有无肾衰竭的可能。

（三）用药护理

在使用降压药的过程中，要注意一定要定时、定量服用，随时监测血压的变化，还要嘱患者服药后在床边坐几分钟，然后缓慢站起，防止眩晕及直立性低血压。

（四）心理护理

患者尤其是儿童对长期的卧床会产生忧郁、烦躁等心理反应，加上担心血尿、蛋白尿是否会恶化，更进一步会加重精神负担。故应尽量多关心、巡视患者，随时注意患者的情绪变化和精神需要，按照患者的要求予以尽快解决。关于卧床休息需要持续的时间和病情的变化等，应适当予以说明，并要组织一些有趣的活动活跃患者的精神生活，使患者能以愉快、乐观的态度安心接受治疗。

六、护理评价

（1）能否接受限制钠、水的治疗和护理，尿量已恢复正常，水肿有减轻甚至消失。

（2）能正确面对患病现实，说出心理感受，保持乐观情绪。

（3）无并发症发生。

七、健康指导

（1）预防指导：平时注意加强锻炼，增强体质。注意个人卫生，防止化脓性皮肤感染。有上呼吸道或皮肤感染时，应及时治疗。注意休息和保暖，限制活动量。

（2）生活指导：急性期严格卧床休息，按照病情进展调整作息制度。掌握饮食护理的意义及原则，切实遵循饮食计划。指导患者及其家属掌握本病的基本知识和观察护理方法，消除各种不利因素，防止疾病进一步加重。

（3）用药指导：遵医嘱正确使用抗生素、利尿药及降压药等，掌握不同药物的名称、剂量、给药方法，观察各种药物的疗效和不良反应。

（4）心理指导：增强战胜疾病的信心，保持良好的心境，积极配合诊疗计划。

第二节　慢性肾小球肾炎

慢性肾小球肾炎（CGN）系指各种病因引起的两侧肾脏弥漫性或局灶性炎症反应。其基本发病机理为免疫反应。主要病理改变随病因病程和类型不同而异，可表现为不同程度的膜性、局灶硬化、系膜增生和早期固缩肾。临床表现为起病隐匿，程度轻重不一，病程冗长，多有一个相当长的无症状尿异常期，然后出现高血压、水肿和肾功能减退。经历一个漫长的过程后，逐渐不停顿地破坏肾单位，出现贫血、视网膜病变，最终导致慢性肾衰竭。治疗以保护肾功能和防治影响肾功能恶化的各种因素。护理重点为饮食疗法，预防感染，提高患者对长期疗养的认识，做好生活指导。

一、病因及发病机制

（一）病因

（1）绝大多数CGN由其他原发性肾小球疾病直接迁延发展而成，例如IgA肾病，非IgA肾病、系膜增生性肾炎、局灶性肾小球硬化、膜增生性肾炎、膜性肾病等。其起病多因上呼吸道感染或其他感染，出现慢性肾炎症状。

（2）少数CGN由急性链球菌感染后肾炎演变而来。由于当时的急性肾炎不典型或患者忘记急性肾炎的既往史。据报道，大约10%本病患者有明确的急性肾炎既往史。

（二）发病机制

慢性肾炎的发病机制系免疫介导的炎症反应。病变累及双侧肾脏的大部分肾小球。根据电镜和免疫荧光检查，发现慢性肾炎患者的肾小球内有免疫复合物和补体成分沉积，抗原经过激活补体系统使肾小球产生一系列炎症或变态反应。由于免疫复合物的电荷、分子量和沉积部位的不同，所引起的肾小球病变亦不完全相同。病程后期绝大部分肾小球被破坏时，可导致肾功能不全或尿毒症。关于CGN不停顿破坏肾单位的机制，目前已知的是：①根底疾病持续进行活动。②肾实质性高血压引起肾小动脉粥样硬化。③肾小球血流动力学介导的肾小球硬化症。

（三）病理改变

病理改变视病因、病程和类型不同而异。

1.增生性

系膜增生性，膜增生性或半月体肾小球肾炎，以及局灶、节段性增生性肾小球肾炎。

2.硬化性

局灶性或弥漫性肾小球硬化。

3.膜性肾病

以上病理改变至后期肾脏明显萎缩，肾小球大部分硬化，且有明显的肾小管损害和间质纤维化。

二、临床表现

（一）临床分型

为传统分型方法，目前较少应用，仅在未行肾穿刺者或无条件行肾穿刺时参考。大多数隐匿起病，病情进展缓慢。早期表现为尿蛋白增加，尿沉渣轻度异常，轻度高血压及水肿，甚者有轻微氮质血症。而在晚期，则表现为贫血、慢性肾衰竭。从早期至晚期，可经历数年至几十年不等。根据临床表现不同，可分为下述类型：

1.普通型

较多见。①持续中等度的蛋白尿，定量在1.5～2.5g/d。②尿沉渣异常，可见颗粒管型和离心尿红细胞＞10个/高倍视野。③轻中度水肿。④轻、中度高血压。

2.高血压型

除具有普通型的表现外，以高血压为突出表现，舒张压常为中度以上升高。当舒张压超过13.3kPa以上时，会进一步加重肾血管痉挛、肾血流量下降、肾功能急骤变化。此型常伴有肾病眼底，眼底视网膜动脉细窄，迂曲和动、静脉交叉压迫现象及絮状渗出物或出血。此型易误诊为原发性高血压。

3.肾病型

除具有普通型表现外，主要表现为肾病综合征。①大量蛋白尿，24h尿蛋白定量＞3.5g。②低血浆蛋白症，血清蛋白＜3g/dL。③高度水肿，严重时可伴有浆膜腔（胸膜腔腹膜腔）积液。④部分患者有高脂血症。

4.急性发作型

在病情相对稳定或持续进展过程中，由于细菌或病毒等感染或过劳等因素，经较短的潜伏期（1～3 d），出现蛋白尿和尿沉渣异常的加重，肾功能恶化。经过一段时日后，常会自动地减轻，恢复至原来的情况。临床表现上有时颇似急性肾炎（蛋白尿、血尿、尿少、水肿、高血压、短暂肾功能损害和全身症状）。

（二）病理分型

1.增殖性肾炎

（1）病理改变：系膜细胞增殖，系膜区和肾小球血管襻有免疫球蛋白和补体沉积。

（2）临床表现：尿蛋白、血压和肾功能改变的各种表现。对糖皮质激素治疗略有反应。10年后发展为肾功能不全的占10%～15%。

2.IgA肾病

（1）病理改变：系膜细胞增殖，系膜区有IgA沉着。

（2）临床表现：潜在期有镜下血尿，血清IgA有时增高。进行期可有镜下血尿，亦可出现肉眼血尿。80%的患者出现蛋白尿和肾小球疾病的各种临床表现。

3.膜性肾病

（1）病理改变：肾小球血管襻壁肥厚，肾小球基膜肥厚。肾小球血管襻有免疫球蛋白和补体沉着。

（2）临床表现：尿蛋白多，反复出现水肿、低蛋白症，肾上腺皮质激素治疗无效。较少发展至肾功能不全。

4.膜性增殖性肾炎

（1）系膜细胞增殖和肾小球血管襻肥厚，系膜细胞和基质增生伸入基膜内或其内侧。肾小球血管襻和系膜区有补体沉着。

（2）临床表现：蛋白尿、血尿、血压升高、肾功能不全。肾上腺皮质激素治疗多无效。10年内80%的患者发展为肾功能不全。

临床和病理分型不是绝对的，各类型之间可以相互转化。在有条件时，力求行肾穿刺，进行病理分型。病理分型科学、准确，对指导用药及估计预后意义重大。

三、护理

（一）观察要点

（1）观察尿量和性质，体重变化。

（2）观察血压波动。

（3）观察肾功能不全，尿毒症症状和体征。

（4）观察并发症：心脏、感染、高血压脑病。

（5）观察药物疗效及反应。

（6）观察感染的前趋表现。

（7）观察饮食疗法执行情况。

（8）观察肾穿刺后并发症。

（二）具体措施

1.一般护理

慢性肾炎急性发作，血压高肾病综合征和并发心肾不全者需卧床休息，给予一级护理。每日测量血压、尿量、体重并做记录，如血压波动明显、体重增加应及时报告医师调整药物。病情稳定者可进行室内活动。

2.病情观察

观察肾功能不全、尿毒症的症状与体征，进行性贫血，蛋白尿减少而其他症状未改变，血肌酐升高，内生肌酐清除率下降等。有下述情况会加速慢性肾炎进入肾功能不全：①逐渐加重的高血压。②饮食上未恰当控制好蛋白质摄入。③饮食中未注意磷摄入。④合并感染。⑤使用肾毒性药物。护士应指导患者避免上述诱因。

3.观察并发症

慢性肾炎可有下列并发症。①心脏并发症：心脏扩大，心律失常，严重致心力衰竭。由于高血压、动脉硬化、贫血等因素导致。②感染：以泌尿道、呼吸道感染为多见。因为尿中长期丢失蛋白质，引起低蛋白血症，使机体抵抗力减低，易并发感染。③高血压脑病：表现为头痛、呕吐、抽搐，甚至昏迷。多因血压骤然升高所致。

4.观察药物疗效及不良反应

慢性肾炎治疗药物较多，其中需主要观察的药物为肾上腺皮质激素和细胞毒类药物。①肾上腺皮质激素。有效表现在用药两周左右开始尿量增加、水肿消退、尿蛋白减少。常见不良反应有：并发或加重感染，神经精神症状（激动、失眠、精神病）、抑制生长发育、库欣样状态（向心性肥胖、满月脸、痤疮、多毛）、骨质疏松等。服药时间以清晨顿服为佳，其理由是：首先符合激素昼夜分泌节律性；其次减轻肾上腺皮质抑制从而减轻激素微减综合征；再次减少肾上腺皮质功能亢进的临床表现。故补服时亦应安排在上午进行。②细胞毒类药物：有效表现促肾上腺皮质激素。不良反应主要是骨髓抑制、脱发、出血性膀胱炎、静脉用药时外溢会引起局部组织坏死。在使用时应注意不宜在下午6时以后使用，以免其代谢产物停留在膀胱内时间过长而引起出血性膀胱炎。做静脉注射时先行引导注射，注射中经常抽回血确定在血管内后推药。一旦药液外溢立即用生理盐水行稀释注射或外敷金黄散。

5.观察感染的前趋表现

体温变化、尿蛋白无原因增多常是潜在感染的前驱表现。慢性肾炎者常因低蛋白血症和应用激素及免疫抑制剂致抵抗力低下容易并发感染，或使潜在感染病灶(龋齿、注射结节、咽喉炎、毛囊炎等)，已稳定的结核病灶活动弥散，导致机体代谢亢进，代谢产物增加，使肾功能急剧恶化。因此护理人员应做好预防感染的工作，其具体措施有：①在大剂量激素或细胞毒类药物冲击治疗期间将患者置于洁净的单人病房内或反向隔离室中。②减少探视人员，特别是已有上呼吸道感染者。③预防呼吸道、消化道、泌尿道感染，定期空气消毒，外出戴口罩，不吃生食，注意个人卫生，特别是会阴部每日清洁，有感染前驱表现时立即使用抗生素。④严格无菌操作，注意更换注射部位，避免注射难吸收药物如苯丙酸诺龙等。

6.观察肾穿刺后并发症

肾穿刺检查对于慢性肾炎的诊断和治疗意义重大，亦是最常用检查之一，因其为创伤性检查，术前后观察护理甚为重要。

(三)饮食护理

根据病情的不同阶段调整饮食。以高营养、高维生素、高钙、低磷、低脂易消化食物为原则。新近多主张低蛋白质、低磷饮食，对于延缓肾功能减退很有作用。

1.蛋白质

急性发作期或肾炎晚期(伴有氮质血症)，限制蛋白质摄入，以减轻肾脏负担，每日需要量0.5~0.75g/kg，且以优质蛋白质为主，如鱼、瘦肉、鸡、蛋等。忌食植物性蛋白质，如豆制品、大豆、黄豆等。少食鸭、虾、蟹类食物，因此类食物中含磷较高。肾病综合征和服用大剂量肾上腺皮质激素且有效，尿量＞1000mL/d，体重下降，可增加蛋白质摄入，每日需要量1~1.5g/kg。

2.钠盐

水肿明显、心力衰竭、血压高时应限制钠盐摄入，同时含钠食物如用碱做成的馒头、烙饼、加碱的面条等均不宜吃。为解决患者咸味可用无盐酱油，但每日尿量需＞1000mL，因无盐酱油中主要成分是钾盐。目前学者认为水肿患者可使用利尿剂消肿，而不必严格限制钠钾盐的摄入。

3.水分

量出为入。

（四）心理护理

慢性肾炎病程长，病情反复变化多样，绝大多数患者需做肾活检，故常有焦虑、烦闷，对治疗失去信心的表现。护士在患者住院期间应做好心理护理，教会患者自我观察，自我护理的方法，如尿蛋白测定（试纸法或醋酸滴定法）、血压测量、定时服药。使患者认识该病认真对待，积极治疗，避免诱因，可拖延尿毒症出现时间至数十年。在缓解期内可从事轻松工作或做少量家务，以分散患者思想，消除顾虑，过渡正常的生活。

（五）健康教育

（1）遵守饮食疗法的规定，制定每周食谱。

（2）避免感染，不去空气浑浊的公共场所，如电影院、餐馆、舞场等地，在抵抗力弱时外出戴口罩。居住室经常通风，每周醋熏一次。被褥常晒勤洗。个人卫生每周彻底清洁一次。

（3）女患者应避孕，一旦怀孕应与医师联系，决定处理方法。

（4）定期复查，每两周到医院检查一次血、尿常规、肾、肝功能。

（5）出现水肿、尿异常和体重迅速增加，应及时到医院就诊。

（6）不擅自用药，特别是对肾脏有损害的药物，如庆大霉素、两性霉素B、感冒通等。遇有上感可选择中药制剂或到肾脏专科门诊就诊。

第三节　肾盂肾炎

肾盂肾炎是由各种病原微生物感染所引起的肾盂、肾盏及肾实质的感染性炎症，是泌尿系感染中最常见的临床类型。肾盂肾炎为上尿路感染，尿道炎和膀胱炎为下尿路感染，而肾盂肾炎常伴有下尿路感染，临床上在感染难以定位时可统称为尿路感染。本病好发于女性，尤多见于育龄期妇女、女婴、老年女性和免疫功能低下者。

一、护理评估

（一）致病因素

1.病因

尿路感染最常见的致病菌是肠道革兰阴性杆菌，其中以大肠埃希菌最常见，占70％以上，其次为副大肠杆菌、变形杆菌、克雷白杆菌、产气杆菌、沙雷杆菌、产碱杆菌和葡萄球菌等。致病菌常为1种，极少数为2种以上细菌混合感染。偶可由真菌、病毒和原虫感染引起。

2.易感因素

由于机体具有多种防御尿路病原微生物感染发生的机制，所以，正常情况下细菌进入膀胱不会引起肾盂肾炎的发生。主要易感因素如下：

（1）尿路梗阻和尿流不畅：是最主要的易感因素，以尿路结石最常见。尿路不畅时，尿路的细菌不能被及时冲刷清除出尿道，在局部生长和繁殖，易引起肾盂肾炎。

（2）解剖因素：女性尿道短、直而宽，尿道口距肛门、阴道较近，易被细菌污染，故易发生上行感染。

（3）尿路器械操作：应用尿道插入性器械时，如留置导尿管和膀胱镜检查、尿道扩张等可损伤尿道黏膜，或使细菌进入膀胱和上尿路而致感染。

（4）机体抵抗力低下：糖尿病、重症肝病、癌症晚期、艾滋病、长期应用激素和免疫抑制药等均易发生尿路感染。

3.感染途径

（1）上行感染：为最常见的感染途径，病原菌多为大肠埃希菌，以女性多见。细菌由尿道外口经膀胱、输尿管逆流上行到肾盂，引起肾盂炎症，再经肾盏、肾乳头至肾实质。

（2）血行感染：致病菌多为金黄色葡萄球菌。病原菌从体内感染灶如扁桃体炎、鼻窦炎、龋齿或皮肤化脓性感染等侵入血流，到达肾皮质引起多发性小脓肿，再沿肾小管向下扩散至肾乳头、肾盂及肾盏，引起肾盂肾炎。

（3）淋巴道感染：病原菌从邻近器官的病灶经淋巴管感染。

（4）直接感染：外伤或肾、尿路附近的器官与组织感染，细菌直接蔓延至肾引起肾盂肾炎。

（二）身体状况

按病程和病理变化可将肾盂肾炎分为急性和慢性2种。

1.急性肾盂肾炎

（1）起病急剧，病程不超过半年。

（2）全身表现：常有寒战、高热，体温高达38.5～40 ℃，常伴有全身不适、头痛、乏力、食欲缺乏、恶心、呕吐等全身毒血症症状。

（3）泌尿系统表现：可有腰痛、肾区不适和尿路刺激征，上输尿管点或肋腰点压痛，肾区叩击痛。重者 尿外观浑浊，呈脓尿、血尿。

2.慢性肾盂肾炎

急性肾盂肾炎反复发作，迁延不愈，病程超过半年即转为慢性肾盂肾炎。慢性肾盂肾炎症状一般较轻，或仅有低热、倦怠，无尿路感染症状，但多次尿细菌培养均呈阳性，称"无症状菌尿"。急性发作时与急性肾盂肾炎症状相似，如不及时治疗可导致肾功能减退，最终可发展为肾衰竭。

3.并发症

常见有慢性肾衰竭、肾盂积水、肾盂积脓、肾周围脓肿等。

（三）心理社会状况

由于起病急，症状明显，女性患者羞于检查，或反复发作迁延不愈，患者易产生焦虑、紧张和悲观情绪。

（四）实验室及其他检查

1.尿常规

尿液外观浑浊；急性期尿沉渣镜检可见大量白细胞和脓细胞，如出现白细胞管型，对肾盂肾炎有诊断 价值；少数患者有肉眼血尿。

2.血常规

急性期白细胞总数及中性粒细胞增高。

3.尿细菌学检查

尿细菌学检查是诊断肾盂肾炎的主要依据。新鲜清洁中段尿细菌培养，菌落计数不低于10^5/mL为阳性，菌落计数低于10^4/mL为污染，如介于两者之间为可疑阳性，需复查或结合病情判断。

4.肾功能检查

急性肾盂肾炎肾功能多无改变，慢性肾盂肾炎可有夜尿增多、尿比重低而固定，晚期可出现氮质血症。

5.X线检查

X线腹部平片及肾盂造影可了解肾的大小、形态、肾盂肾盏变化以及尿路有无结石、梗阻、畸形等情况。

6.超声检查

可准确判断肾大小、形态以及有无结石、囊肿、肾盂积水等。

二、护理诊断及医护合作性问题

（1）体温过高：与细菌感染有关。

（2）排尿异常：与尿路感染所致的尿路刺激征有关。

（3）焦虑：与症状明显或病情反复发作有关。

（4）潜在并发症：有慢性肾衰竭、肾盂积水、肾盂积脓和肾周围脓肿。

三、护理措施

1.病情观察

观察生命体征，尤其是体温变化；观察尿路刺激征及伴随症状的变化，有无并发症等。

2.生活护理

（1）休息：为患者提供安静、舒适的环境，增加休息和睡眠时间。高热患者应卧床休息，体温超过39℃时需行冰敷、乙醇擦浴等措施进行物理降温。

（2）饮食护理：给予高蛋白质、丰富维生素和易消化的清淡饮食，鼓励患者多饮水，每日饮水量不少于2000mL。

3.药物治疗的护理

（1）遵医嘱用药，轻症者尽可能单一用药，口服有效抗生素2周；严重感染宜联合用药，采用肌内注射或静脉给药；已有肾功能不全者，则避免应用肾毒性抗生素。

（2）观察药物疗效，协助医师判断停药指征。

（3）注意药物的不良反应：诺氟沙星、环丙沙星可引起轻微消化道反应、皮肤瘙痒等；氨基糖苷类药物对肾脏和听神经有毒性作用，可引起耳鸣、听力下降，甚至耳聋；磺胺类药物服药期间要多饮水和服用碳酸 氢钠以碱化尿液，增强疗效和减少磺胺结晶的形成。

4.尿细菌学检查的标本采集

（1）宜在使用抗生素前或停药5d后留取尿标本。

（2）留取清洁中段尿标本前用肥皂水清洗外阴部，不宜用消毒剂。指导患者留取尿标本于无菌容器内，于1h内送检。

（3）最好取清晨第1次（尿液在膀胱内停留6~8h或以上）的清洁、新鲜中段尿送检，以提高阳性率。

（4）尿标本中注意勿混入消毒液；女性患者留取尿标本时应避开月经期，防止阴道分泌物及经血混入。

5.心理护理

向患者说明紧张情绪不利于尿路刺激征的缓解，指导患者放松身心，消除紧张情绪及恐惧心理，树立战胜疾病的信心，共同制定护理计划，积极配合治疗。

6.健康教育

（1）向患者及家属讲解肾盂肾炎发病和加重的相关因素，积极治疗和消除易感因素。尽量避免导尿及尿道器械检查，如果必须进行，应严格无菌操作，术后应用抗菌药以防泌尿系感染。

（2）指导患者保持良好的生活习惯，合理饮食，多饮水，勤排尿，尽量不留残尿；保持外阴清洁，女性患者忌盆浴，注意月经期、妊娠期、产褥期卫生。

（3）加强身体锻炼，提高机体抵抗力。

（4）育龄妇女患者，急性期治愈后1年内应避免妊娠。与性生活有关的反复发作患者，应于性生活后立即排尿和行高锰酸钾坐浴。

（5）告知患者遵医嘱坚持按疗程应用抗菌药物是最重要的治疗措施，嘱患者不可随意增减药量或停药，以达到彻底治愈的目的，避免因治疗不彻底而演变为慢性肾盂肾炎。慢性肾盂肾炎应按医嘱用药，定期检查尿液，出现症状立即就医。

第七章　内分泌疾病及代谢病患者的护理

第一节　糖尿病

糖尿病是一组以慢性血葡萄糖（简称血糖）水平增高为特征的代谢异常综合征，常伴有脂肪、蛋白质代谢异常，是由胰岛素分泌不足和（或）作用缺陷所引起的。临床表现为多饮、多食、多尿、体重减轻，久病可引起多系统损害，导致心脏、血管、眼、肾、神经等组织慢性进行性病变，引起功能缺陷及衰竭。病情严重或应激时可发生急性代谢紊乱，如酮症酸中毒、高渗性昏迷等。

糖尿病是常见病、多发病。据世界卫生组织（WHO）估计，全球目前有超过1.5亿糖尿病患者，我国1995—1996年调查成年人糖尿病患病率为3.21％，居世界第2位。其患病率正随着人民生活水平的提高、人口老化、生活方式改变而迅速增加，已成为发达国家继心血管病和肿瘤之后的第三大非传染性疾病，是严重威胁人类健康的世界性公共卫生问题。

根据病因和发病机制将糖尿病分为1型糖尿病、2型糖尿病、其他特殊类型糖尿病、妊娠糖尿病。本节仅介绍1型和2型糖尿病。

一、护理评估

（一）致病因素

糖尿病的病因和发病机制极为复杂，糖尿病不是单一疾病，而是复合病因引起的综合征，包括遗传及环境因素在内的多种因素共同作用的结果。其发病原因主要与下列因素有关：

1.1型糖尿病

绝大多数1型糖尿病是自身免疫病，遗传因素和环境因素共同参与其发病过程。

病毒感染如风疹病毒、腮腺炎病毒、柯萨奇病毒等，是启动胰岛素B细胞自身免疫反应最重要的环境因素之一。

2.2型糖尿病

2型糖尿病也是复杂的遗传因素和环境因素共同作用的结果，环境因素包括现代生活方式、营养过剩、体力活动不足以及应激、化学毒物等。肥胖、胰岛素抵抗等与2型糖尿病的发生有密切关系。胰岛素抵抗和胰岛素分泌缺陷是2型糖尿病发病机制的两个要素。

（二）身体状况

1.典型症状

（1）代谢紊乱症状群：多饮、多尿、多食和体重减轻。由于血糖升高后因渗透性利尿引起多尿，继而口渴多饮；为了补偿损失的糖、维持机体活动，患者常易饥、多食；由于外周组织对葡萄糖利用障碍，脂肪分解增多，蛋白质代谢呈负平衡，引起乏力、消瘦，儿童生长发育受阻。

（2）皮肤瘙痒：由于高血糖及末梢神经病变导致感觉异常和皮肤干燥，患者常感到皮肤瘙痒，尤其是女性患者，可因尿糖刺激局部皮肤，常以外阴瘙痒为首发症状就诊。

（3）其他症状：如腰痛、性欲缺乏、阳痿不育、月经失调、四肢酸痛、麻木、便秘等。血糖升高较快时还可使眼房水、晶体渗透压改变而引起屈光改变致视物模糊。

2.分型

1型和2型糖尿病的区别，见表7-1

表7-1 1型糖尿病和2型糖尿病的区别

项目/类型	1型糖尿病（胰岛素依赖型）	2型糖尿病（非胰岛素依赖型）
发病人群	多为青少年	多为成年人和老年人
体型	消瘦或正常	多伴肥胖
起病	急	慢

项目/类型	1型糖尿病（胰岛素依赖型）	2型糖尿病（非胰岛素依赖型）
诱因	病毒感染	肥胖、营养失衡、缺乏体力活动、多次妊娠、精神刺激
临床症状	有明显临床症状	有明显临床症状
血浆胰岛素	显著低于正常或缺如	轻度降低，正常或超过正常
酮症酸中毒	常见	少见
慢性并发症	眼底视网膜病变、肾脏病变、神经病变	心、脑、肾血管硬化病变
病情严重程度	较重	较轻
胰岛素治疗	必须	部分需要

3.并发症

（1）急性并发症：最常见的有以下几种：

糖尿病酮症酸中毒，最常见。①诱因：急性感染、胰岛素治疗不适当减量或治疗中断、外伤、麻醉、手术、妊娠、分娩、精神刺激等。②临床表现：早期出现多尿、多饮、疲乏症状加重，继之出现食欲缺乏、恶心、呕吐、腹痛伴头痛、嗜睡。呼吸深快，伴有烂苹果味。后期出现严重脱水、皮肤干燥、眼球下陷、尿量减少、心率快、脉细弱、血压和体温下降等。严重者可出现休克、烦躁甚至昏迷

糖尿病合并感染。常见感染部位有呼吸道、泌尿道、皮肤、口腔及手术后感染等。女性常以阴道白假丝酵母菌感染多见，可为糖尿病患者的首发症状。

高渗性非酮症昏迷。多见于中年以上，尤其是老年患者，50%无糖尿病病史；临床表现为脱水及中枢神经系统症状，出现嗜睡、定向力障碍、偏盲、偏瘫，甚至昏迷。

（2）慢性并发症：最常见的有以下几种。

大血管病变。与非糖尿病患者群相比较，糖尿病患者群中动脉粥样硬化的患病率

较高，发病年龄较轻，病情进展较快。大、中动脉粥样硬化主要侵犯主动脉、冠状动脉、大脑动脉、肾动脉和肢体外周动脉等，引起冠心病、缺血性或出血性脑血管病、肾动脉硬化、肢体动脉硬化等。

微血管病变。微血管病变是糖尿病的特异性并发症，其典型改变是微循环障碍和微血管基膜增厚，其病变主要表现在视网膜、肾、神经和心肌组织，其中尤以糖尿病肾病和视网膜病为重要。①糖尿病肾病：多见于糖尿病病史超过10年的患者，是1型糖尿病患者的主要死亡原因。②糖尿病视网膜病变：糖尿病病程超过10年，大部分患者合并程度不等的视网膜病变，是失明的主要原因之一；还可引起白内障、青光眼、屈光改变等。③糖尿病心肌病：可诱发心力衰竭、心律失常、心源性休克和猝死。

神经病变。①周围神经病变最为常见，通常为对称性肢端感觉异常，可伴痛觉过敏、疼痛；下肢较上肢严重，病情进展缓慢。②后期可有运动神经受累，出现肌力减弱甚至肌萎缩和瘫痪。③自主神经病变也较常见，可表现为排汗异常（无汗、少汗或多汗）、胃排空延迟、腹泻或便秘、直立性低血压等，也可出现残尿量增加、尿失禁、尿潴留、阳痿等。

糖尿病足。由于下肢末梢神经病变、周围血管病等因素，致足部溃疡、感染和（或）深层组织破坏。轻者表现为足部畸形、皮肤干燥和发凉、胼胝（高危足），重者可出现足部溃疡或坏疽。

（三）心理社会状况

糖尿病是一种需要终身治疗且需控制饮食的疾病，患者会产生悲观情绪，常感到生活失去乐趣、无助和孤独；因惧怕严重的并发症，终身服药，对婚姻家庭生活的信任度下降而出现焦虑的心理；随着并发症的出现并造成躯体痛苦或残疾，会产生沮丧和恐惧心理。

（四）实验室及其他检查

1.尿糖测定

尿糖阳性是发现和诊断糖尿病的重要线索，也可作为判断疗效的指标和调整降糖药剂量的参考。

2.血糖测定

血糖升高是诊断糖尿病的主要依据，也是监测糖尿病病情变化和治疗效果的主要指标。空腹血糖不低于7.0mmol/L（126mg/dL）或任意时间血糖不低于11.1mmol/L

（200mg/dL）可以诊断为糖尿病。

3.葡萄糖耐量试验

当血糖值高于正常范围而又未达到诊断糖尿病标准时，需进行葡萄糖耐量试验（OGTT），是确诊糖尿病的重要方法。OGTT 2h血糖低于7.7mmol/L为正常糖耐量；7.8～11.0mmol/L为糖耐量减低；不低于11.1mmol/L应考虑糖尿病。

4.糖化血红蛋白和糖化血浆清蛋白测定

糖化血红蛋白和糖化血浆清蛋白测定是糖尿病控制情况的监测指标之一。

5.血浆胰岛素和C-肽测定有助于了解胰岛B细胞功能。

二、护理诊断及医护合作性问题

（1）营养失调（低于机体需要量）：与胰岛素分泌不足和（或）作用缺陷引起糖、蛋白质、脂肪代谢紊乱有关。

（2）有感染的危险：与血糖增高、脂质代谢紊乱、营养不良和微循环障碍有关。

（3）缺乏糖尿病的预防和自我护理知识。

（4）潜在并发症：酮症酸中毒、感染、冠心病、肾病变、神经病变、糖尿病足和低血糖等。

三、护理措施

1.病情观察

定期监测血糖、血压、血脂、糖化血红蛋白、尿糖及体重。严密观察患者生命体征以及有无泌尿道、皮肤、肺部等感染，女性有无外阴部皮肤瘙痒。观察有无食欲缺乏，恶心、呕吐、嗜睡、呼吸加快、加深，呼气呈烂苹果气味及脱水等酮症酸中毒表现。观察有无低血糖表现，有无四肢麻木等周围神经炎表现。

2.生活护理

（1）饮食护理。分为以下几个方面：

制定总热量。根据患者的身高计算理想体重，理想体重（kg）=身高（cm）-105，然后参照理想体重和活动强度计算每日所需总热量。成年人休息者每日每千克理想体重给予热量105～126kJ，轻体力劳动者126～146kJ，中体力劳动者146～167kJ，重体力劳动者167kJ以上。儿童、孕妇、乳母、营养不良或有慢性消耗性疾病者应酌情增加，肥胖者酌减，使患者体重恢复至理想体重的±5%。

蛋白质、脂肪、糖类分配。饮食中蛋白质含量成人按每日每千克标准体重

0.8~1.2g计算，儿童、孕妇、乳母、营养不良或有慢性消耗性疾病者可增至每日每千克体重1.5~2.0g，脂肪每日每千克标准体重按0.6~1.0g计算，其余为糖类。按上述计算蛋白质量占总热量12%~15%，脂肪约占30%，糖类占50%~60%。三餐分配：确定每日饮食总热量和糖类、蛋白质、脂肪的组成后，按每克糖类、蛋白质产热16.7kJ，每克脂肪产热37.7kJ，将热量换算为食品后制定食谱，并根据生活习惯、病情和配合药物治疗需要进行安排。三餐分配一般为1/5，2/5，2/5或各1/3。

糖尿病患者饮食注意事项。①严格定时进食。②控制饮食的关键在于控制总热量。③严格限制各种甜食，包括各种食糖、糖果、甜点心、冷饮、水果及各种含糖饮料等。提倡食用粗制米、面和一定量杂粮。④患者进行体育锻炼时不宜空腹，应补充适量食物，防止低血糖。⑤保持大便通畅、多食含纤维素高的食物。⑥每周定期测量体重1次，衣服重量要相同，且用同一台磅秤。

（2）体育锻炼。根据年龄、性别、体力、病情及有无并发症等不同条件进行安排。运动方式以有氧运动为主，如步行、慢跑、骑自行车、做健身操、打太极拳、游泳和做家务劳动等。活动强度以不超过心肺及关节的耐受能力为度，循序渐进和长期坚持。1型糖尿病患者，体育锻炼宜在餐后进行，运动量不宜过大，持续时间不宜过长。2型糖尿病患者，尤其是肥胖者，空腹运动能加速脂肪分解、减轻体重和降低血脂。

3.药物治疗的护理

遵医嘱给予降糖药或胰岛素，观察疗效及药物不良反应。

（1）口服降糖药的护理。有以下几种降糖药：

磺脲类药物。最常见、最主要的不良反应为低血糖反应，还可出现消化道症状、肝肾功能损害、白细胞减少、皮疹、皮肤瘙痒等。当出现上述不良反应时，应停药观察。

双胍类药物。可出现口中金属味，还可诱发乳酸性酸中毒，肝、肾功能不全，老年患者及休克或心力衰竭者应慎用。

α-葡萄糖苷酶抑制药。不宜用于有胃肠道功能紊乱者、孕妇、哺乳期妇女和儿童；服药时指导患者应在进食第一口食物后服用，饮食成分中应有一定量的糖类，否则此类药不能发挥作用。

胰岛素增敏剂。主要不良反应为水肿、体重增加，不宜用于孕妇、哺乳期妇女和儿童，有心脏病、心力衰竭倾向或肝病者应不用或慎用。

（2）胰岛素治疗的护理。具体如下：

正确使用胰岛素。①胰岛素的保存。未开封的胰岛素放于冰箱4~8℃冷藏保存，正在使用的胰岛素在常温下（不超过28℃）可使用28 d，无需放入冰箱，应避免过冷、过热、太阳直射，否则可因蛋白质凝固变性而失效。②熟悉各种胰岛素的名称、剂型及作用特点，准确执行医嘱，剂量必须准确。③吸药顺序。两种胰岛素混合使用时，先抽吸短效胰岛素后抽吸长效胰岛素，然后混匀后做皮下注射。④注射部位应选择上臂三角肌、腹部、大腿前侧等，并经常更换，以防注射部位组织硬化、脂肪萎缩影响胰岛素的吸收。⑤注射胰岛素时严格无菌操作，以防感染。

胰岛素不良反应的预防与处理。①低血糖反应。胰岛素的主要不良反应是低血糖反应，与胰岛素使用剂量过大、饮食失调或运动过量有关。多见于接受强化胰岛素治疗者。表现为出汗、颤抖、心悸、紧张、焦虑、饥饿、流涎、软弱无力、面色苍白、心率加快、四肢冰凉，甚至昏迷。一旦发生，轻者口服糖水、含糖饮料，或进食糖果、饼干、面包、馒头等即可缓解。重者和疑似低血糖昏迷的患者，应及时给予50%葡萄糖液60~100 mL静脉注射，继以5%~10%葡萄糖液静脉滴注，必要时可加用氢化可的松100 mg和（或）胰高糖素0.5~1 mg肌内或静脉注射。②胰岛素变态反应。通常表现为注射部位瘙痒，继而出现荨麻疹样皮疹，可伴恶心、呕吐、腹泻等胃肠症状。处理措施包括更换胰岛素制剂，使用抗组胺药和糖皮质激素以及脱 敏疗法等。严重者需停止或暂时中断胰岛素治疗。

4.糖尿病酮症酸中毒的护理

（1）病情监测：对可能或已经发生酮症酸中毒、高渗性昏迷的患者，应严密观察患者生命体征和病情变化，记录24 h液体出入量。在输液和胰岛素治疗过程中，需每1~2 h留取标本送检尿糖、尿酮、血糖、血酮、血钾、血钠、二氧化碳结合力等，及时将监测结果报告主管医师进行处理。

（2）立即开放2条静脉通路，准确执行医嘱，确保液体和胰岛素的输入。

（3）患者绝对卧床休息，注意保暖，给予低流量持续吸氧；加强生活护理，预防压疮和继发感染；昏迷者按昏迷护理。

5.对症护理

（1）预防感染：注意个人卫生，保持全身和局部清洁，尤其要加强口腔、皮肤和会阴部的清洁，做到勤洗澡、勤换衣。衣服宜质地柔软、宽松，避免使用各种约束带。注射胰岛素时局部皮肤严格消毒，以防感染。

（2）糖尿病足的护理：①积极控制血糖，减少足溃疡发生的危险性。告诫患者戒烟，防止因吸烟导致局部血管收缩而促进溃疡的发生。②观察足部颜色、温度、动脉搏动及有无病变等。③促进肢体血液循环。足部保暖，适当进行体育活动，每晚用50～60℃温水洗足、足部按摩等。④预防足部外伤。不宜穿袜口过紧的袜子，选择软底宽头的鞋子，修剪趾甲略呈弧形，防止足部烫伤等。

6.心理护理

关心体谅患者，积极主动与患者沟通，了解患者心理活动特点及情绪变化，及时发现患者的负性心理，并采取相应的心理干预措施。加强疾病相关知识的教育，增加患者治疗疾病的信心和应对能力。

7.健康指导

健康指导是糖尿病治疗手段之一，能充分调动患者的主观能动性，积极配合治疗，有利于疾病的控制，防止并发症，提高患者生活质量。

（1）提高对糖尿病的认识：告知患者糖尿病是一种需要终身治疗的疾病，其预后取决于血糖是否得到长期有效地控制和是否伴有并发症。让患者保持良好的情绪，树立战胜疾病的信心。

（2）让患者和家属了解糖尿病的病因、临床表现、诊断与治疗方法，提高患者对治疗的依从性。

（3）指导患者学习和掌握监测血糖、尿糖、血压、体重指数的方法，了解糖尿病的控制目标。

（4）向患者详细讲解口服降糖药及胰岛素的名称、剂量、给药时间和方法，教会其观察药物疗效和不良反应。使用胰岛素的患者，应教会患者或其家属掌握正确的注射方法。

（5）强调饮食治疗和运动疗法的重要性，并指导患者掌握具体实施及调整的原则和方法。

（6）指导患者及家属熟悉糖尿病常见急性并发症的主要临床表现、观察方法及处理措施。

（7）指导患者掌握糖尿病足的预防和护理知识。

（8）生活规律，戒烟酒，注意个人卫生。

（9）在医务人员指导下长期坚持合理治疗并达标，坚持随访，按需要调整治疗方案。

（10）教育患者外出时随身携带识别卡，以便发生紧急情况时及时处理。

第二节 甲状腺功能减退症

甲状腺功能减退症（hypothyroidism）简称甲减，系由多种原因引起的TH合成、分泌减少或生物效应不足导致的以全身新陈代谢率降低为特征的内分泌疾病。本病如始于胎、婴儿，则称克汀病或呆小症。始于性发育前儿童，称幼年型甲减，严重者称幼年黏液性水肿。成年发病则称甲减，严重时称黏液性水肿。按病变部位分为甲状腺性、垂体性、下丘脑性和受体性甲减。

一、护理目标

（1）维持理想体重。

（2）促进正常排便。

（3）提升自我照顾能力。

（4）维护患者的安全。

（5）预防并发症。

二、护理措施

（1）多与患者交心、谈心，交流患者感兴趣的话题。

（2）鼓励患者参加娱乐活动，调动参加活动的积极性。

（3）安排患者听轻松、愉快的音乐，使其心情愉快。

第三节 皮质醇增多症

皮质醇增多症又称库欣（Cushing）综合征，是由于多种原因使肾上腺皮质分泌过剩的糖皮质激素所引起的综合征。主要表现为向心性肥胖、多血质貌、皮肤紫纹、高血压等。女性多于男性，成人多于儿童。

一、病因

肾上腺皮质通常是在 ACTH 作用下分泌皮质醇，当皮质醇超过生理水平时，就反馈抑制ACTH的释放。本病的发生表明皮质醇或 ACTH 分泌调节失衡；或肾上腺无需

ACTH 作用就能自行分泌皮质醇；或是皮质醇对 ACTH 分泌不能发挥正常的抑制作用。

（一）原发性肾上腺皮质病变——原发于肾上腺的肿瘤

其中皮质腺瘤约占20％，皮脂腺癌约占5％，其生长与分泌不受 ACTH 控制。

（二）垂体瘤或下丘脑–垂体功能紊乱

继发于下丘脑–垂体病者可引起肾上腺皮质增生型皮质醇增多症或库欣病（约占70％）。

（三）异源 ACTH 综合征

由垂体以外的癌瘤产生类 ACTH 活性物质，少数可能产生类促肾上腺皮质激素释放因子（CRF）样物质，刺激肾上腺皮质增生，分泌过多的皮质类固醇。多见于肺燕麦细胞癌（约占50％），其次是胸腺癌与胰腺癌（约占10％）。

（四）医源性糖皮质激素增多症

由于长期大量应用糖皮质激素治疗所致。

二、临床表现

（一）体型改变

因脂肪代谢障碍造成头、颈、躯干肥胖，即水牛背；尤其是面部，由于两侧颊部脂肪堆积，造成脸部轮廓呈圆形，即满月脸；嘴唇前突微开，前齿外露，多血质面容，四肢消瘦为临床诊断提供线索。

（二）蛋白质分解过多

表现皮肤变薄，真皮弹力纤维断裂出现紫纹、肌肉消瘦、乏力、骨质疏松，容易发生骨折。

（三）水钠潴留

患者表现高血压、足踝部水肿。

（四）性腺功能障碍

表现多毛、痤疮、女性月经减少或停经或出现胡须、喉结增大等，男性可出现性欲减退、阴茎缩小、睾丸变软等。

（五）抵抗力降低

患者易发生霉菌及细菌感染，甚至出现菌血症、败血症。

（六）精神障碍

患者常有不同程度的情绪变化，如烦躁、失眠、个别患者可发生偏狂。

三、检查

（一）生化检查

（1）尿17-羟皮质类固醇（17-OHCS）＞20mg/24h。

（2）小剂量地塞米松抑制试验不能被抑制。

（3）尿游离皮质醇＞110μg/24h。

（4）血浆皮质醇增高，节律消失。

（5）低血钾性碱中毒。

（二）肾上腺病变部位检查

腹膜后充气造影、肾上腺同位素扫描、B超或CT扫描等。

（三）蝶鞍部位检查

X线蝶鞍正侧位片或断层，CT扫描，如发现蝶鞍扩大，骨质破坏，说明垂体有占位性病变。

四、护理

（一）观察要点

（1）病情判断：皮质醇增多的临床表现如前所述，但由于病因不同，可有不同表现，应仔细观察，以提供临床诊断依据。肾上腺肿瘤所致的库欣氏综合征没有色素沉着，而垂体性库欣病和异源ACTH综合征由于血浆ACTH高，皮肤色素加深，且以异源ACTH综合征更为明显。肾上腺恶性肿瘤多见于儿童，并且多有性征改变。异源ACTH综合征由恶性肿瘤所致，消瘦、水肿明显，并且有严重低血钾性碱中毒。

（2）观察体型异常状态的改变。

（3）观察心率、有无高血压及心脑缺血表现。

（4）观察有无发热等各种感染症状。

（5）观察皮肤、肌肉、骨骼状态：皮肤干燥、皮下出血、痤疮、创伤化脓、四肢末梢发绀、水肿、多毛、肌力低下、乏力、疲劳感，骨质疏松与病理性骨折等。

（6）观察尿量、尿液性状改变：有无血尿、蛋白尿、尿糖。

（7）观察有无失眠、烦躁不安、抑郁、兴奋、精神异常等表现。

（8）观察有无电解质紊乱和糖尿病等症状。

（9）观察有无月经异常、性功能改变等。

（二）检查的护理

皮质醇增多症的确诊、病理分类及定位诊断依赖于实验室检查。有没有皮质醇增多症存在，是什么原因引起，在做治疗之前，都需要检查清楚。

（1）筛选试验。检查有无肾上腺皮质分泌的异常，方法如下。①24h尿17-OHCS、17-KS、游离皮质醇测定。②血浆皮质醇测定。③皮质醇分泌节律检查：正常皮质醇分泌呈昼夜节律性改变。清晨高，午夜低。检查时可分别于8:00、16:00、24:00抽血测皮质醇。皮质醇增多症患者不但分泌量改变，而且节律消失，下午血皮质醇浓度等于或高于清晨血皮质醇浓度。皮质醇节律消失是该病的早期表现。④小剂量地塞米松抑制试验（服地塞米松0.5mg，6h1次，共48h），皮质醇增多症者不受小剂量地塞米松抑制。

（2）定性试验。为了进一步鉴别肾上腺皮质为增生或肿瘤、可行大剂量地塞米松抑制试验。将地塞米松增加至2mg，方法同小剂量法。对肾上腺皮质增生者至少可抑制50%以上，而肾上腺肿瘤或异源ACTH综合征呈阴性结果。

（3）其他。头颅、胸、肾的X线照片、CT、MRI检查、血生化指标等。

在这些检查中，除了保证方法和收集标本正确外，试验药物的服用时间、剂量的准确是试验成败的关键，护士一定要按量、按时投送药物并看患者服下全部药物，如有呕吐，要补足剂量。

（三）预防感染

（1）患者由于全身抵抗力下降，易引起细菌或真菌感染，但感染症状不明显。因此，对患者的日常生活要进行卫生指导。

（2）早期发现感染症状，如出现咽痛、发热以及尿路感染等症状，及时报告医师，及时处理。

（四）观察精神症状、防止发生意外

（1）患者多表现为心神不安、抑郁状态、失眠或兴奋状态。失眠往往是精神症状的早期表现，应予重视。护理人员需特别注意抑郁状态之后企图自杀者，患者身边不宜放置危险物品。

（2）患者情绪不稳定时，避免讲刺激性的言语，要耐心倾听其谈话。

（3）要理解患者由于肥胖等原因引起容貌、体态的变化而产生的苦闷，多给予解释、安慰。

（五）饮食护理

（1）给予高蛋白质、高维生素、低钠、高钾饮食。

（2）患者每餐进食不宜过多或过少，宜均匀进餐，指导患者采用正确摄取营养平衡的饮食。

（3）并发糖尿病者，应按糖尿病饮食要求限制主食摄入量。

（六）防止外伤、骨折

（1）患者容易发生肋骨、脊柱自发性骨折，如有骨质疏松、肌力低下，容易挫伤、骨折，应关心患者日常生活活动的安全，防止受伤。

（2）本病患者皮肤菲薄，易发生皮下瘀斑，注射、抽血后按压针眼时间宜长，嘱患者要穿着柔软的睡衣，不要系紧腰带；勿用力搓澡、防止碰伤。

（3）嘱患者在疲劳、倦怠时，不要勉强参加劳动，活动范围与运动量也应有所限制。指导患者遵守日常生活制度。

（七）治疗护理

1.病因治疗

对已查明的垂体或肾上腺腺瘤或腺癌给予手术和（或）放射治疗，去除病因。异位分泌 ACTH 的肿瘤亦争取定位，行手术和（或）放射治疗。

2.抑制糖皮质激素合成的药物

适用于：①存在严重代谢紊乱（低血钾、高血糖、骨质疏松）患者做术前准备。②对不能手术治疗的异位分泌 ACTH 肿瘤患者行姑息性治疗。服药剂量宜由小至大，注意药物不良反应，多于饭后服用，以减少胃肠道反应。

3.并发症的预防与护理

皮质醇增多症如果不予治疗，患者可于数年内死于感染、高血压或自杀。所以对于本病应争取早期诊断、早期治疗，防止并发症、预防感染和外伤，控制高血压及糖尿病；更应注意精神护理，防止自杀。

（八）心理护理

（1）绝大多数患者呈向心性肥胖、满月脸、水牛背等特殊状态改变，心理上不愿承受这一现实，医护人员切勿当面议论其外表。

（2）手术是治疗本病的重要手段，患者往往对手术有顾虑而焦躁不安、情绪低落、不思饮食，有的患者因手术费用高，担心预后等也可引起情绪的改变，针对以上心理状态，医护人员应向其讲解手术治疗的效果、手术成功事例及术前注意事项，以消除其顾虑，树立战胜疾病的信心。

第八章　血液内科疾病患者的护理

第一节　白血病

白血病是造血系统的恶性肿瘤。其特征为造血细胞（主要为白细胞）有数量和质量的异常增生，具有恶性肿瘤特征，故亦称"血癌"。病变主要累及骨髓、肝、脾、淋巴结，并浸润体内各脏器组织。疾病自然发展过程呈不可逆性，最终导致死亡。

一、发病情况

我国白血病的发病率在（3～4）/10万，已被列为我国十大高发恶性肿瘤之一。白血病的发病率在不同年龄组有一定的差别，一般来说，年龄曲线呈两个高峰，婴幼儿至4岁阶段是第一个高峰，以后则渐渐下降，至10岁时下降至最低点，20～29岁之间则又趋上升。第二个高峰出现在45岁以后，至55岁到达顶点。在我国，急性白血病发病率较高，尤其在年轻人与儿童中不但占肿瘤发病率中的首位，而且其死亡率亦逐渐上升为该年龄组的前几位。

二、生存与预后

近20年来，由于对白血病的病因及发病机制进行了积极的研究，对疾病本质的认识有所提高，诊断及治疗方法亦有较多改进，故白血病的缓解率以及存活时间都有显著提高。儿童急性淋巴细胞白血病5年存活率已超过50％，甚至有治愈者。其他类型白血病的疗效也有不同程度地提高。白血病已不再是一种令人极为悲观的绝症，而是一种有可能根治的疾病。

三、病因与发病机制

人类白血病的病因与发病机制比较复杂。目前认为可能是多方面因素相互作用的结果。

（一）病毒因素

目前已能从多种患有白血病的动物分离到RNA肿瘤病毒。实验证明，C型RNA肿瘤病毒可能是人类白血病的病因之一。1980年成人T细胞白血病（ATLV）的发现，对病毒学说是有力的支持。

（二）物理因素

接触γ射线达到一定剂量后可使白血病的发病率增加。人体受电离辐射后可能会引起细胞核型克隆的畸变而导致单株性恶性增生发病。

（三）化学因素

能引起骨髓损伤的药物可导致白血病的发生。苯与甲苯与白血病的发病有一定的关系。氯霉素、保太松、六六六也有致白血病作用。烷化剂等细胞毒性药物能诱发白血病。

（四）其他因素

关于家族性或遗传性的倾向则尚需做深入的调查，需排除有否相同的环境因素的可能。

四、临床表现

急性白血病的基本病理改变为白血病细胞的增生与浸润，出血、组织营养不良和坏死，以及继发感染。临床表现与血液中正常细胞的减少及白血病细胞浸润有密切关系。

（一）起病可急骤或缓慢

急骤者常以高热、贫血、显著出血倾向及全身酸痛为主要症状；起病较缓慢者先有一段时间的进行性乏力、贫血、体重减轻，甚至局部疼痛，然后表现为上述急骤症状。

（二）发热

发热是白血病最常见的主要症状之一，在各病例中程度不同，热型也不同。近年来认为感染是发热的主要原因。常见的感染是上呼吸道感染、肺炎、肠炎、肾盂肾炎、肛周炎、疖肿等。严重的感染有败血症、重症肺炎等，有时发热而找不到明显的感染灶。易有病毒感染，如流感、带状疱疹等，治疗过程中易并发真菌感染。易感染的原因为：①缺乏功能成熟的粒细胞。②白血病细胞广泛浸润与组织出血增加了细菌滋生的机会。③机体免疫力减退。④抗白血病药物进一步抑制白细胞和免疫力。

（三）出血

出血的程度轻重不一，部位可遍及全身，尤以急性早幼粒细胞白血病最为严重。早期以皮肤、口腔、鼻黏膜的出血较为多见，可为瘀点、瘀斑、鼻衄及齿龈出血、阴道出血等，严重时有消化道、呼吸道大出血和颅内出血，可以致命。出血的原因系由于：①血小板量和质的异常。②白血病细胞浸润血管壁。③凝血因子减少。④纤维蛋白溶解或弥散性血管内凝血。

（四）贫血

常见面色苍白，伴软弱、乏力、心悸、气急、头晕、头痛、耳鸣等。贫血为进行性，病情加重时多为中至重度贫血，但与出血程度不成比例。贫血主要由于：①幼红细胞的生成、增殖、分化受到异常增生的白细胞细 胞的干扰。②免疫性红细胞生成。③红细胞寿命缩短。④急性、慢性出血，脾功能亢进等。

（五）淋巴结及肝、脾肿大

以急性淋巴细胞白血病较明显。多数系全身淋巴结肿大，少数仅表现为局部淋巴结（颌下、颈部、腋窝、腹股沟）肿大。一般呈轻至中度肿大，质地中等，无压痛，与周围组织无粘连。

（六）骨和关节疼痛

白血病细胞浸润破坏骨皮质、骨膜和关节时可引起疼痛，以隐痛、酸痛为主。临床常见胸骨压痛，对诊断有意义。游走性关节疼痛较为常见，多为大关节，局部无红、肿、发热。

（七）神经系统表现

由于化疗药物不易透过血脑屏障，白血病细胞浸润脑膜引起脑膜白血病，以急性淋巴细胞白血病多见。可有颅内压增高的症状，如头痛、恶心、呕吐、视神经盘水肿等，而脊髓压迫会出现截瘫、大小便障碍等。

（八）急性白血病的特殊表现

1.牙龈增生

白血病细胞浸润使牙龈肿胀、糜烂、出血。在急性白血病时有所见，以急性粒单核细胞及急性单核细胞白血病显著，系由于单核细胞对皮肤和黏膜浸润的倾向较大之故。白血病性牙龈增生沿唇侧及舌侧很快发展，充血呈海绵状，质较松软，重者可将牙冠全部盖住。局部可坏死、出血，有不同程度的继发感染。口腔其他部位黏膜可有红斑、出血或溃疡。

2.白细胞淤滞综合征

为内科急症，多见于AML，少见于ALL。外周血白细胞$\geq 100 \times 10^9$/L可发生此综合征。如$> 200 \times 10^9$/L几乎均有小血管内白细胞壅滞。临床表现因脏器而异，主要发生于脑和肺。脑小血管白血病细胞淤滞患者很快出现眩晕、视力障碍，共济失调、搐搦、脑内出血、视网膜静脉扩张，视神经盘水肿、谵妄、嗜睡、木僵、昏迷等。肺白血病细胞淤滞表现有呼吸急促、呼吸困难、发绀、心动过速。血气分析有明显低氧血症。急性早幼粒细胞白血病应用全反式维A酸（ATRA）治疗过程中可出现白细胞增高，引起白细胞淤滞综合征。

3.坏死性脓皮病（PG）

作为白血病患者对白血病细胞的一种特异性反应，PG可为首发表现，而于1年内发生急非淋或慢性粒细胞白血病。皮损单发或多发，先为小红斑，继之水疱，向心性扩展，边缘红色或紫色，有水疱，有痛感，多分布于下肢胫前，亦见于躯干、腹部，也可发生在注射或穿刺部位皮肤，容易继发感染，为细菌进入体内的重要途径。

4.Sweet综合征（SS）

本病亦称急性热病性中性粒细胞增多性皮病，常与白血病同在或于白血病病程中出现，也是患者对白血病细胞的反应。临床表现有发热、疼痛性皮损，暗红色或棕红色，圆形或椭圆形或不规则隆起，红斑或结节，可有大疱及溃疡。多分布在颜面、颈、上肢，亦可累及下肢和口腔黏膜。且有系统症状，如发热、关节肌 肉痛、结膜炎、虹膜炎、蛋白尿、血尿甚至肾衰竭、肝炎及肺浸润等。

5.妊娠期白血病

急性白血病为妊娠期恶性肿瘤之一，比较少见，发生率约1/10万。若不治疗容易引起流产、早产、死胎及孕妇死亡。急性早幼粒细胞白血病在生育期较多，故妊娠期白血病常为此型。

（九）化疗期并发症

1.急性肿瘤溶解综合征（ATLS）

ATLS为对化疗较敏感的白血病细胞，或白细胞增多型白血病经化疗后大量白血病细胞破坏，释出其内容物，引起的核酸代谢亢进，特别是ALL容易发生。主要表现有高尿酸血症、高磷血症和低钙血症，高 尿酸性肾病，以及出血倾向。

2.高血氨综合征

常发生在强烈化疗后骨髓抑制、白细胞减少或有严重感染时。表现为不同程度眩晕、无力、呕吐、肌肉震颤、躁动、运动失调、换气过度、呼吸性碱中毒、进行性嗜睡，终而昏迷。

3.维A酸综合征

用全反式维A酸（ATRA）治疗急性早幼粒细胞白血病，无论白细胞增高与否均可发生。表现为发热、呼吸困难、体重增加、下肢水肿、胸腔积液、胸片示肺间质浸润，可有肾功能减退、低血压、高胆红素血症，也可有心包积液和皮肤浸润等。

4.高颅压综合征

ATRA治疗过程中可出现头痛、畏光、呕吐、颈部抵抗，视神经盘边缘模糊，视网膜水，脑脊液压力增高，潘氏试验阴性。减量或停药可缓解。

五、护理

（一）观察要点

（1）评估临床症状与体征，提供诊治依据，制定护理计划。

（2）观察生命体征变化，早期发现并发症，及时防治。

（3）观察化疗、放疗后反应，做好并发症的防护。

（4）定期观察血象、骨髓象变化，了解疗效和预后。

（5）观察患者心理反应和行为变化，评估患者对疾病的认知程度，给予宣教。

（二）一般护理

1.病室环境要求

病室清洁，阳光充足，空气清新。每日用消毒液擦拭环境、物品、地面，紫外线消毒空气1次，定时开窗通风，室内空气细菌总数不超过500个/m^3。病床间距符合要求，防止交叉感染。限制探视。

2.休息

有发热、严重贫血及明显出血时应卧床休息，一级护理。

3.饮食

给予高热量、高蛋白质、高维生素、低脂肪、易消化饮食。化疗、放疗期给予清淡饮食。

（三）发热护理

（1）观察24h体温变化，热型特点。

（2）及时物理降温或药物降温，勿用酒精擦浴。

（3）协助多饮水，出汗多时用干毛巾擦干全身，及时更衣，注意保暖，防止感冒，加强口腔护理。

（4）体温升高至39℃以上时，抽取血培养。

（5）合理、有效使用抗生素。

（四）预防出血

（1）评估患者出血的症状和体征，制定护理措施。

（2）监测血小板计数，当血小板计数低于 50×10^9/L时，实施全面预防措施。

（3）尽量避免肌内、皮下注射，必须注射时，选择较细针头，注射毕延长压迫时间或局部冷敷5min。

（4）嘱患者不搔抓皮肤，不用手抠鼻，不用牙签剔牙，不穿过紧的衣服，使用软毛牙刷。

（5）静脉穿刺时，止血带不宜过紧，时间不宜过长。测血压时，袖带不要过度充气。

（6）防止外伤，特别是当患者高热、神志不清和虚弱时，注意防护。

（7）保持大便通畅，养成按时排便的习惯。

（8）当有黏膜出血时，给予冷敷或使用吸收性明胶海绵、止血纤维、凝血酶等止血药物。

（9）多部位广泛出血时，应考虑弥散性血管内凝血的可能，尤其是急性早幼粒细胞白血病患者更易发生，应做相应临床与实验检测。

（10）静脉输注止血药物，必要时输注新鲜血小板悬液。

（11）避免使用影响血小板功能的药物，如阿司匹林或阿司匹林的制品、非甾体类药物和抗凝药等。

（12）避免情绪过分激动和任何不良刺激。

（13）密切观察颅内出血：眼底出血是颅内出血的预兆，若患者有头痛、视力模糊，须警惕颅内出血的发生，注意瞳孔大小、有无颈项强直、意识障碍、偏瘫、昏迷等征象。此时多伴有血压升高，喷射性呕吐。一旦发生颅内出血，即予脱水、止血、肾上腺皮质激素、输注新鲜血小板悬液等措施。

（五）预防感染

（1）评估患者感染的症状与体征，采取相应的预防护理措施。

（2）监测白细胞和中性粒细胞计数，当粒细胞绝对值低于 1.0×10^9/L时，给予保护性隔离措施，预防外源性感染。

（3）遵医嘱，按时给予抗细菌、抗真菌、抗病毒药物，维持药物浓度，发挥其最大的药效。

（4）严格执行无菌技术操作，尤其加强留置静脉导管的护理。

（5）避免接触患有传染性疾病的人。

（6）指导患者保持个人卫生，如正确的洗手方法和良好的卫生习惯，经常温水洗浴，勤换内衣；早晚刷牙、饭后漱口；便后用1∶5000高锰酸钾或1∶2000洗必泰坐浴20min，女患者会阴护理每日2次，注意经期卫生。

（7）有口腔溃疡、牙龈糜烂、出血时，加强口腔护理每日3次，0.05％氯己定与4％碳酸氢钠交替含漱每日4次，1％碘甘油涂口腔患处每日4次。

（六）化疗期护理

（1）卧床休息为主，协助生活护理。

（2）观察化疗药物的不良反应，对症处理。

（3）积极预防感染、出血、静脉炎等。

（4）密切观察血象，粒细胞绝对值低于 0.5×10^9/L时，应住隔离病房。

（5）预防高尿酸血症，于化疗前、化疗期预防性应用别嘌呤醇减少尿酸的形成，监测肾功能变化，观察有无恶心、呕吐、嗜睡、肾绞痛、痛风等症状，嘱患者多饮水，每日液量不少于3000mL，碱化尿液，尿pH7～8，准确记录24h出入量。

（6）使用抗癌灵（三氧化二砷）时，须严防外渗，防过敏，并定期检查肝肾功能。

（七）心理护理

当患者得知身患白血病时，往往在情绪上受到极大打击而不能自已，但是如不告知诊断则会使其无从配合，后果更坏。因此，在适当的时候，采用适当的方式向患者说明诊断是必要的；同时，介绍白血病的现代治疗进展，使其对治疗抱乐观态度。当病情危重恶化时，应采取保护性医疗制度，不应将疾病的全部真相告诉患者。当患者有某些异常行为或精神症状时，预防重于治疗。要细致观察患者有无异常行为，因为在精神急症发生的前几日往往已有异常行为的蛛丝马迹。精神急症包括：自杀的意念或行为，暴力或攻击行为，拒绝治疗，甚至扬言自动出院，狂躁或极度激动，幻觉与精神错乱、反应迟钝等。诊断时要除外颅内器质性病变和某些药物引起的精神症状。护士应作为患者的朋友，理解他们的悲痛，尊重他们的感受，与他们进行有效的沟通，在精神上给予支持，在生活上给予关心、照顾，使患者能够现实地面对生活，积极地配合治疗。

（八）其他

（1）针对处于疾病不同时期的患者，直接或间接使患者对诊断、治疗计划和预后有所了解，教育患者正确对待疾病，接受各项治疗与护理。

（2）解释可能发生的并发症、出血和感染，使患者充分了解积极配合预防、治疗的必要性。

（3）介绍治疗白血病的信息和治疗后长期缓解的病例，以建立治疗信心。

（4）宣教良好的生活、卫生、饮食习惯，指导预防感染、出血的方法，做好自我保护。

（5）教育患者必须按照治疗计划坚持治疗，定期随访。

第二节　恶性淋巴瘤

淋巴瘤是一组原发于淋巴结或淋巴组织的恶性肿瘤，在我国的发病率为（3～4）/10万，占肿瘤性疾病的3％～8％。根据病理组织细胞形态学特征的不同，以及起病方式、淋巴结外组织器官的涉及率、病程进展以及对治疗反应的不同，可将本病分为霍奇金病（HD）和非霍奇金淋巴瘤（NHL）两大类。本类疾病共同的临床特征为无痛性、进行性淋巴组织增生，尤以浅表淋巴结肿大为显著，常伴有肝脾肿大，晚期贫血，发热和恶病质表现。由于临床经过变化大，不经治疗，病变将继续发展，终至死亡。

近20年来，由于诊断和治疗方案的不断改进，早期HD患者90％可存活5年。对NHL的认识亦在不断深入，并已有治愈的报道。

一、病因与发病机制

淋巴瘤的病因迄今尚未阐明。多数认为淋巴瘤系多种因素相互作用，导致淋巴组织呈肿瘤性克隆扩增的结果。

（1）病毒病因学说：目前最受重视，与EB病毒有关。

（2）免疫异常：遗传性或后天获得性免疫缺陷伴发淋巴瘤者较正常人为多。

（3）炎症性疾病（主要指HD与结核病的相关性）。

（4）某些职业（苯接触者、橡胶工、木工等）、X线辐射、某些药物（免疫抑制剂）、某些疾病（脊髓灰质炎、多发性硬化、进行性多灶性脑白质病等）和淋巴瘤的发生有关。

淋巴瘤的病理学特征为正常滤泡结构被大量异常淋巴细胞或组织细胞破坏，被膜周围组织有大量细胞浸润，被膜被破坏，并可侵犯邻近器官，而发生压迫等相应的症状。

二、临床表现

1.淋巴结肿大

多为无痛性、进行性浅表淋巴结肿大（约占90%），颈部最多见（占60%～80%），其次为腋下（占6%～20%）、腹股沟（6%～12%），肿大的淋巴结质硬，相互间可粘连融合。深部淋巴结肿大，如腹腔、腹膜后及纵隔等部位，常给诊断带来困难。

2.肝脾肿大

常见于晚期病例。肝脏严重累及者可发生黄疸、腹水，甚至肝功能衰竭而死亡。

3.淋巴结肿大的压迫症状

肿大的纵隔淋巴结压迫食道，可引起吞咽困难；压迫上腔静脉引起上腔静脉综合征；压迫气管导致咳嗽、胸闷、呼吸困难、发绀等。腹腔淋巴结肿大压迫肠腔引起胀痛、恶心、呕吐等胃肠功能失调症状。腹膜后淋巴结肿大压迫输尿管引起肾盂积水，双侧积水会导致肾衰竭；硬膜外肿块导致脊髓压迫症状，有下肢软弱无力，大小便困难，甚至截瘫。上腔静脉、气管或脊髓被压迫均属内科急症，要及时诊断和治疗。

4.淋巴结外器官侵犯

肺部侵犯较常见，可导致咳嗽、气促、胸闷、胸痛，呼吸衰竭。胸腔积液提示胸部已有广泛病变，是预后不良的征象。其他有胃肠道、骨骼、中枢神经系统等。

5.全身症状

可有不规则、持续性或周期性发热、盗汗、食欲减退、体重减轻、乏力、皮肤瘙痒等，也有咽部异物感，鼻塞、鼻衄、声音嘶哑和咽喉痛等。

6.并发白血病

　　NHL 晚期有时发生骨髓浸润，继而转化为白血病，称淋巴瘤性白血病，预后较差。

三、护理

（一）观察要点

（1）观察患者肝、脾、淋巴结肿大程度及其出现的相应症状，协助诊断。

（2）监测体温变化，观察热型特点及伴随症状，做好发热期护理。

（3）观察患者有无发绀、呼吸困难等呼吸道受阻或压迫症状，及时救治。

（4）观察化疗、放疗后反应，做好并发症防护。

（二）休息

早期适当活动，晚期患者应卧床休息。

（三）饮食护理

给予高热量、高蛋白质、高维生素易消化饮食。

（四）口腔护理

经常0.05％氯己定漱口，预防溃疡与感染。

（五）皮肤护理

保持皮肤清洁，皮肤瘙痒时勿用手抓，可用温水擦洗。

（六）发热护理

高热时及时降温，协助多饮水，及时更衣，防受凉感冒。

（七）检查护理

护士要了解各项检查的目的、意义和配合，协助患者完成检查，配合医生提高诊治水平。

（八）其他

（1）淋巴瘤确诊后，使患者对诊断、治疗和预后有所了解，说明淋巴瘤早期治疗能够根治，即使中期，有计划、较长期地坚持治疗，也能长期缓解或治愈，教育患者接受和配合治疗。

（2）介绍治疗淋巴瘤的信息，消除患者顾虑，建立治疗信心。

（3）指导良好的生活、卫生、饮食习惯，积极预防感染。

（4）出院时教育患者，经化疗、放疗缓解后，仍需定期诱导、巩固治疗长达3～5年之久，嘱患者按治疗计划坚持治疗，定期随访。淋巴瘤I期患者局部放疗根治后，一般不需化疗维持巩固，只需定期随访观察。

第三节　特发性血小板减少性紫癜

特发性血小板减少性紫癜（ITP）又称自身免疫性血小板减少性紫癜，主要由于血小板受到免疫性破坏，导致外周血中血小板数目减少。临床上以自发性皮肤、黏膜及内脏出血，血小板计数减少、生存时间缩短和抗血小板自身抗体形成，骨髓巨核细胞发育、成熟障碍等为特征。

一、病因

特发性血小板减少性紫癜病因未明，可能与下列因素有关：

（一）感染

约80％的急性ITP患者，在发病前2周左右有上呼吸道感染史；慢性ITP患者常因感染而使病情加重；此外，病毒感染后发病的ITP患者，其血中可发现抗病毒抗体或免疫复合物，且抗体滴度及免疫复合物水平与血小板数目的多少及其寿命的长短呈负相关。这些均证明ITP与感染尤其是与病毒感染有关，特别是急性ITP。

（二）免疫因素

众多的临床研究及观察发现，ITP的发病与免疫因素密切相关。其依据：①正常人的血小板输入ITP的患者体内，其寿命明显缩短（仅为正常的1/8～1/16），而ITP患者的血小板在正常血清或血浆中的存活时间正常。②绝大部分ITP患者体内可检测到血小板相关抗体或抗血小板抗体等自身抗体。③临床上应用糖皮质激素、大剂量丙种球蛋白静脉滴注和血浆置换等疗效确切。

目前多认为血小板血管抗体或抗血小板抗体等自身抗体的形成在ITP的发病中非常重要。这些抗体可通过各种途径导致出血的发生。其中最主要的原因是促使血小板破坏增多而导致血小板的数目减少，此外，还可引起血小板的功能异常，并可通过损害毛细血管内皮质通透性增加而引发出血。

（三）肝、脾与骨髓因素

肝、脾与骨髓不但是血小板相关抗体和抗血小板抗体产生的主要部位，也是血小板被破坏的主要场所。其中以脾脏最为重要。因为人体约1/3的血小板贮存于脾脏，且脾内相关抗体的水平最高。与抗体结合后的血小板因其表面性状发生改变，在通过血液较为缓慢的脾内血窦时，容易为其内单核-吞噬细胞系统的细胞所吞噬而大量遭受破坏。

（四）其他因素

慢性型ITP多见于成年女性，可能与体内雌激素水平较高有关。雌激素不但可增强自身免疫反应，促进相关免疫性疾病的发生与发展，还可抑制血小板生成及促进单核-吞噬细胞吞噬和破坏与抗体相结合的血小板。此外，有研究表明ITP的发生可能受基因的调控。

二、护理

（一）护理诊断

1.有损伤的危险

出血与血管壁通透性和脆性增加有关。

2.疼痛

腹痛、关节痛，与腹型或关节型过敏性紫癜有关。

3.潜在并发症

肾功能损害。

4.知识缺乏

缺乏有关病因预防方面的知识。

（二）护理措施

1.急性期护理

急性期应卧床休息，根据受累部位给予相应护理。

（1）关节型：注意观察局部肿、热、痛情况，应将受累的关节放在合适位置，少活动，以减轻疼痛。

（2）腹型：便血者应定时测量血压，脉搏，记录便血量，听肠鸣音，若肠鸣音消失并出现腹胀，注意有无肠梗阻或肠穿孔发生的可能。仅有肠鸣音活跃，应警惕再次便血。腹痛时遵医嘱皮下注射阿托品。

（3）肾脏是否受累，注意尿色，定期做尿常规检查。

2.用药护理

用糖皮质激素治疗，应向患者及家属讲明可能出现的不良反应，并预防感染的发生。用环磷酰胺时应嘱患者多饮水，注意尿量及尿的颜色。

3.教导患者

向患者介绍疾病常识，并帮助患者寻找致病因素。

（三）应急措施

（1）出现消化道出血呕血时应将头偏向一侧，保持呼吸道通畅。有便血者应给予输血及止血药，注意血压变化，防止休克。

（2）出现惊厥者应立即给安定10～20mg静脉注射。昏迷者应给予吸氧、降颅压和保护脑细胞的治疗，密切观察神志变化。

（四）健康教育

（1）给患者讲述疾病的有关知识，说明本病为变态反应性疾病，常见因素为感染、食物、花粉及药物过敏等，应积极寻找变应原，发现可疑因素应避免再次接触。

（2）指导患者经常参加体育锻炼，增强体质，保持心情轻松愉快，预防上呼吸道感染。花粉季节，过敏体质者宜减少外出，外出时应戴口罩。不要滥用药物，用药前仔细阅读说明书，对有引起变态反应的药物应避免使用，最好遵医嘱用药。

（3）饮食指导：饮食宜清淡，主食以大米、面食、玉米面为主，多食瓜果蔬菜，注意营养和饮食卫生，避免食用不洁食物，饭前洗手，预防肠道寄生虫感染。对患者食用后曾发生过敏的食物，如鸡蛋、牛奶、鱼、虾、蟹及其他海产品等应绝对禁忌，过敏体质者应避免食用。不慎接触变应原时，应仔细观察反应，发现症状时及时就诊。

第九章　神经内科疾病患者的护理

第一节　脑血管疾病

脑血管疾病是指脑部血管病变和（或）全身血液循环紊乱所致的脑组织供血障碍、脑功能异常或结构破坏的脑部疾病的总称，是神经系统的常见病、多发病。

急性脑血管疾病临床分为缺血性脑血管疾病和出血性脑血管疾病两大类。常见病因有血管壁病变（高血压性动脉粥样硬化最常见）、心脏病及血流动力学改变、血液成分改变及其他如栓子、脑血管痉挛、受压、外伤等，部分原因不明。

一、缺血性脑血管疾病

缺血性脑血管疾病主要包括短暂性脑缺血发作、脑梗死（脑血栓形成、脑栓塞、腔隙性梗死）。

短暂性脑缺血发作（TIA）是局灶性脑缺血导致突发短暂性、可逆性神经功能障碍。发作持续数分钟，通常30 min内完全恢复，CT或MRI大多正常，超过2 h常遗留轻微神经功能缺损表现。传统TIA定义时限为24 h内恢复。

脑血栓形成是脑动脉主干或皮质支动脉粥样硬化导致血管增厚、管腔狭窄闭塞和血栓形成，引起脑局部血流减少或供血中断，脑组织缺血、缺氧导致软化坏死，出现局灶性神经系统症状体征。

脑栓塞是各种栓子随血流进入颅内动脉，使血管腔急性闭塞，引起相应供血区脑组织缺血坏死及脑功能障碍。

TIA的治疗目的是消除病因、减少和预防复发、保护脑功能，对短时间内反复发作病例应采取有效治疗，防止脑梗死发生。脑梗死的治疗，主要是挽救缺血半暗带，防治再灌注损伤，控制脑水肿及保护脑细胞功能，争取在3～6 h时间窗内溶栓，采取整体化治疗，治疗方案个体化。

（一）护理评估

1.健康史

询问有无动脉粥样硬化、高血压或低血压、风湿性心脏病及冠心病、糖尿病病史，有无不良饮食习惯，如高盐、高脂、酗酒及吸烟等；了解既往是否有类似发作，其发病时间、主要表现、诊治情况等；询问本次发病的情况，如有无诱因、前驱症状、起病情况和主要症状等。

脑血栓多于安静或睡眠状态下发病，脑栓塞多在活动时，急剧发病，症状多在数秒或数分钟内达高峰，是脑血管疾病起病最快的一种，多属完全性脑卒中，可反复发作。

2.身体状况

（1）短暂性脑缺血发作：无意识障碍，脑梗死通常意识清楚或伴轻度意识障碍，生命体征一般无明显改变。若梗死面积大、进展迅速，可因颅内压增高出现昏迷，甚至死亡。主要表现为局灶神经症状。

（2）神经系统体征：视脑血管闭塞的部位及梗死的范围而定，常为各种类型的运动障碍、视力障碍、失语及感觉障碍。

短暂性脑缺血发作：以椎-基底动脉系统缺血发作多发，常见眩晕、平衡障碍，特征性症状有跌倒发作、短暂性全面遗忘和双眼视力障碍。

脑血栓形成及脑栓塞：常见于颈内动脉和大脑中动脉。大脑中动脉主干闭塞导致病灶对侧中枢性面舌瘫（均等性偏瘫）、偏身感觉障碍及偏盲（即三偏），优势半球受累出现失语症，非优势半球受累出现体象障碍。

3.心理—社会评估

平时有头痛、头昏、高血压、糖尿病及冠心病，不被重视，对突发失语、瘫痪而产生自卑、恐惧感。

4.辅助检查

（1）神经影像学检查。①CT检查：一般病后24h逐渐显示低密度梗死灶。②MRI检查：可清晰显示早期缺血性梗死，梗死后数小时即出现T1低信号、T2高信号病灶。

（2）病因检查。①经颅多普勒发现颈动脉和颈内动脉狭窄、动脉粥样硬化斑、血栓形成，超声心动图检查发现心脏附壁血栓、心房黏液瘤、二尖瓣脱垂等。②血液生化检查血糖、血脂、血液流变学检查等。

（二）护理诊断及合作性问题

1.感知改变

与缺血性脑血管病致感觉接受、传导障碍有关。

2.有皮肤完整性受损的危险

与缺血性脑血管病致感觉迟钝或消失、肢体瘫痪有关。

3.自理缺陷

进食、卫生、如厕与肢体活动能力，部分或完全丧失有关。

4.言语沟通障碍

与缺血性脑血管病损害语言功能区，致使语言的接受或表达发生障碍，损害锥体系导致发音肌肉瘫痪有关。

（三）预期目标

保持皮肤完好无损，防治并发症，掌握肢体功能训练技巧，早期进行功能训练，减少后遗症，预防复发。

（四）护理措施

1.一般护理

（1）休息：病室内保持安静、清洁，保证患者充分休息。

（2）饮食护理：应给予高热量、高蛋白质、高维生素、适量纤维素、低盐、低糖、低脂和低胆固醇的食物。若有饮水呛咳、吞咽困难，可予糊状流质或半流质小口慢慢喂食。必要时，鼻饲流质。糖尿病患者给予糖尿病饮食。

2.心理护理

患者因偏瘫、失语而产生消极、自卑的心理，因生活不能自理而性情急躁，会使病情加重。护士应主动关心患者，从思想上开导患者，训练患者定期排便，嘱家属要给予患者物质和精神上的支持，消除患者异常心理。

3.病情观察

注意观察患者症状变化，有无加重或缓解，有无并发症出现。

4.对症护理

（1）高血压：起病后24～48h收缩压超过29.3kPa（220mmHg）、舒张压超过16.0kPa（120mmHg）或平均动脉压超过17.3kPa（130mmHg）时，可遵医嘱使用降压药。严密监测血压，切忌过度降压，导致脑灌注压降低。

（2）脑水肿：发病后48h至5d，为脑水肿高峰期，可根据病情使用脱水剂。

（3）高血糖：血糖宜控制在6～9mmol/L，若高于10mmol/L宜用胰岛素治疗，并注意水、电解质平衡。

（4）感染：有意识障碍者可适当使用抗生素，预防呼吸道感染、尿路感染和压疮。

5.用药护理

（1）抗血小板聚集药：抗血小板聚集剂用于短暂性脑缺血发作和脑血栓形成的防治，常用阿司匹林、噻氯匹定、氯吡格雷。阿司匹林一般剂量治疗时不良反应较少，选用肠溶片、小剂量服用不良反应更少；噻氯匹定常见消化道反应，餐后服用，可减轻其不良反应，偶有粒细胞、血小板减少和肝功能损害，服药期间要监测血象和肝功能；氯吡格雷常见腹泻和皮疹等不良反应。

（2）溶栓、抗凝和降纤药物：溶栓、抗凝和降纤药物主要用于脑血栓形成患者的治疗，脑栓塞慎用抗凝治疗，腔隙性梗死禁用溶栓和抗凝治疗。溶栓药物常用尿激酶、组织型纤溶酶原激活剂（t-PA），能迅速溶解血栓，使闭塞的血管再通；抗凝药物常用肝素、双香豆素、华法林，主要防止血栓扩延和新的血栓发生；降纤药物常用降纤酶、巴曲酶等。以上药物均可导致出血倾向，溶栓药还能引起严重头痛、呕吐、血压急剧升高。必须严格遵医嘱，准确给药；密切观察生命体征变化和出血倾向，尤其是颅内出血；定时监测出血和凝血时间；备有维生素K等拮抗剂，以便及时处理继发性出血；当出现严重并发症，应立即告知医师进行紧急处理。

（3）扩血管药：TIA患者视病情选择使用扩血管药；脑梗死急性期不宜使用或慎用扩血管药，宜在亚急性期（2～4周）使用。

（五）健康教育

（1）低脂、低胆固醇、高维生素饮食，禁烟、酒，控制体重，适量运动。

（2）对危险因素积极干预，做好二级预防，加强康复护理。

（3）避免精神紧张及操劳过度，保持情绪稳定。

二、出血性脑血管病

出血性脑血管疾病主要包括脑出血和蛛网膜下隙出血。

脑出血系指原发性脑实质内出血。多见于50岁以上的中老年人，大多发生于基底节区，表现为意识障碍、头痛及神经系统定位体征。常并发感染（呼吸道及泌尿道）、应激性溃疡、稀释性低钠血症、中枢性高热、痫性发作及下肢深静脉血栓形成。轻型脑出血经治疗后，可明显好转，重症患者死亡率高。蛛网膜下隙出血是指脑底或脑表面的血管破裂，血液直接进入蛛网膜下隙。本病多见于中青年人，表现为突然剧烈头痛及呕吐，伴一过性意识障碍、脑膜刺激征阳性、血性脑脊液。脑出血、脑血管痉挛、交通性脑积水是常见的并发症。

脑出血急性期治疗主要是防止进一步出血，降低颅内压，控制脑水肿，维持生命功能，防止并发症；恢复期治疗主要是进行功能恢复，改善脑功能，减少后遗症及预防复发。蛛网膜下隙出血急性期治疗主要是去除出血的原因，防治继发性脑血管痉挛，制止继续出血和防止复发。

（一）护理评估

1.健康史

（1）询问有无高血压及动脉粥样硬化或脑动脉瘤、脑血管畸形以及出血性疾病病史。

（2）了解本次发病前有无情绪激动、过分紧张、劳累、用力排便及其他体力活动过度等诱因。

（3）了解起病情况及主要表现，包括头痛、运动障碍、感觉障碍和意识障碍等。

2.身体状况

（1）全身表现：主要表现在以下几个方面。

生命体征异常：呼吸一般较快，病情重者呼吸深而慢，或呈潮式呼吸、叹息样呼吸等；出血早期血压往往升高，血压不稳和持续下降是循环功能衰竭征象；出血后常引发高热。若始终低热者，可能为出血后的吸收热。

头痛与呕吐：神志清楚或轻度意识障碍者，常伴有头痛；意识模糊或浅昏迷患者，可用健侧手触摸病灶侧头部；呕吐多为喷射性，呕吐物为咖啡色胃内容物。

意识障碍：轻者，躁动不安、意识模糊不清；重者，进入昏迷状态，鼾声大作，眼球固定于正中位，面色潮红或苍白，大汗，尿失禁或尿潴留等。

瞳孔变化：早期双侧瞳孔可时大时小；若病灶侧瞳孔散大，对光反应迟钝或消失，是小脑幕切迹疝形成的征象；若双侧瞳孔均逐渐散大，对光反应消失，是双侧小脑幕切迹疝、枕骨大孔疝或深昏迷的征象；若两侧瞳孔缩小或呈针尖样，提示脑桥出血。

（2）局灶性神经体征：见表9-1。

表9-1 高血压脑出血临床特点

部位	昏迷	瞳孔	眼球运动	运动、感觉障碍	偏盲	癫痫发作
壳核	较常见	正常	向病侧偏斜	主要为轻偏瘫	常见	不常见
丘脑	常见	小，光反射迟钝，向下内偏斜	主要为偏身感觉障碍	短暂出现	不常见	
脑叶	少见	正常	正常或向病灶侧偏斜	轻偏瘫或偏身感觉障碍	常见	常见
脑桥	早期出现	针尖样瞳孔	水平侧视麻痹	交叉瘫	无	无
小脑	延迟出现	小，光反射存在	晚期受损	共济失调步态	无	无

约70%的高血压脑出血发生在基底节区。基底节区出血表现为病灶对侧出现不同程度的偏瘫、偏身感觉障碍和偏盲，病理反射阳性。双眼球场偏向病灶侧。优势半球出血者，还可有失语、失用等症状。

（3）蛛网膜下隙出血：①突发劈裂样剧烈头痛。②不同程度的意识障碍或一过性意识丧失；重者，可有谵妄、昏迷等。③脑膜刺激征阳性。

3.心理—社会评估

患者易产生忧郁、紧张、焦虑、悲观和绝望，对治疗失去信心。家属是否积极配合治疗、能否为患者提供正确的照顾十分重要。社区卫生服务机构能否为患者提供出院后连续的医疗服务，其环境条件是否适应患者的康复训练亦很重要。

（二）护理诊断及合作性问题

1.意识障碍

与脑出血有关。

2.疼痛

头痛与出血性脑血管疾病致颅内压增高有关。

3.躯体移动障碍

与出血性脑血管疾病致瘫痪有关。

4.语言沟通障碍

与出血性脑血管疾病病变累及语言中枢有关。

5.体温过高

与出血性脑血管疾病病变累及体温调节中枢、抵抗力下降继发感染有关。

6.潜在并发症

如脑疝、上消化道出血、压疮。

（三）预期目标

维持生命功能，防止并发症，早期进行功能训练，减少后遗症，预防复发。

（四）护理措施

1.一般护理

（1）休息：病室内保持安静、清洁、温度适宜、空气新鲜。头痛患者的室内光线应柔和，要限制探视，保证患者充分休息。脑出血患者急性期绝对卧床，尤其在发病24～48h内应尽量避免搬动。必须搬动时，要保持身体长轴在一条直线上，避免牵动头部，加重出血。蛛网膜下隙出血需绝对卧床休息4～6周，避免一切可能引起血压和颅内压增高的因素。

（2）饮食：应给予高热量、高蛋白质、高维生素、适量纤维素、低盐、低糖、低脂和低胆固醇的食物。意识障碍或消化道出血者，宜禁食24～48h后给予鼻饲流质。

（3）给氧：凡有呼吸困难、发绀、意识障碍及严重脑组织血供障碍者，可给予一般氧浓度鼻导管、鼻塞或面罩给氧，以缓解组织缺氧。

（4）保持呼吸道通畅：发生呕吐时，头偏一侧；意识不清时，取出义齿，以防误吸而阻塞呼吸道；昏迷时肩下垫高，防止舌根后坠阻塞呼吸道；当痰液排出困难时，可根据具体情况采用有效咳嗽、叩击胸部、湿化呼吸道、机械吸痰的方法，及时清除呼吸道分泌物。

（5）口腔护理：注意清洁口腔，早晚刷牙，饭后及时漱口。

2.心理护理

在护理过程中要细致耐心，态度和蔼，消除患者紧张情绪。给予患者足够的关爱和精神支持，指导患者进行自我心理调整，以减轻焦虑。

3.病情观察

注意观察意识、头痛、瞳孔等变化情况，监测体温、呼吸、心率、心律、血压的变化，准确记录24h出入液量；加强病房巡视，一旦发现病情变化，及时报告医师。

4.对症护理

（1）血压升高的护理：血压升高主要分以下两种情况。

脑出血：急性期收缩压低于22.0kPa（165mmHg）或舒张压低于12.7kPa（95mmHg），无需降血压治疗；收缩压在22.7～26.7kPa（170～200mmHg）或舒张压在13.3～14.7kPa（100～110mmHg），暂时可不必使用降压药，先脱水降颅内压，并严密观察血压情况，必要时，再用降压药；收缩压高于29.3kPa（220mmHg）、舒张压高于16.0kPa（120mmHg）或平均动脉压大于17.3kPa（130mmHg）时，在降颅内压的同时行平稳降血压治疗，使血压维持在略高于发病前水平或24.0/14.0kPa（180/105mmHg）左右，血压降低幅度不宜过大，否则可能会造成脑低灌注。

蛛网膜下隙出血：平均动脉压超过16.7kPa（125mmHg）或收缩压超过24.0kPa（180mmHg）可在血压监测下，降压至正常或者起病前水平。

（2）颅内压增高及脑疝的护理：①绝对卧床休息，将床头抬高15°～30°，以减轻脑水肿。②限制液体输入，遵医嘱快速静脉滴入脱水剂，如20%甘露醇，或静脉推注50%葡萄糖等，以控制脑水肿，降低颅内压。③密切观察有无脑疝先兆，及时发现呼吸、心跳骤停，并立即实施心肺复苏术。

（3）消化道出血的护理：每次鼻饲时，应抽吸胃液，若患者有呃逆、腹胀、胃液呈咖啡色或解黑便，应考虑消化道出血，需立即通知医师给予止血药物。

（4）失语护理：非语言沟通是失语患者有效的交流方式，可借助手势、表情、点头或摇头、文字卡片、书写、实物等进行。

（5）压疮的护理：协助患者经常更换体位，嘱患者穿质地软、宽松的衣服，保持床褥软、平整而无皱褶。保持皮肤清洁。

（6）排便护理：①尿失禁时，应及时清洗会阴部，更换内裤、被褥，清理污物，使用护垫，以保持会阴部清洁和干燥。②便秘者，应给予高纤维素食物与充足的水分摄入；可从升结肠开始顺结肠方向进行腹部按摩；必要时，使用缓泻剂或灌肠，但对颅内压增高的患者，忌大量液体灌肠，防止颅内压进一步增高。

三、腰椎穿刺术的护理

腰椎穿刺术是将腰椎穿刺针通过腰椎间隙刺入蛛网膜下隙进行抽取脑脊液和注射药物的一种临床诊疗技术，是神经科临床常用的检查方法之一。腰椎穿刺术对神经系统疾病的诊断和治疗有重要价值，简便易行，也比较安全。

（一）适应证及禁忌证

1.适应证

（1）脑血管病变。

（2）各种中枢神经系统的炎性病变。

（3）脑肿瘤。

（4）中枢神经系统白血病。

（5）脊髓病变。

2.禁忌证

（1）穿刺部位的皮肤、皮下软组织或脊柱有感染。

（2）颅内压明显增高或已出现脑疝迹象。

（3）高颈段脊髓肿物或脊髓外伤的急性期。

（4）有全身严重感染性疾病、病情危重、躁动不安者等。

（二）诊疗操作的护理配合

1.术前准备

（1）物品准备：腰椎穿刺包（内有腰椎穿刺针、5mL及10mL注射器、7号注射针头、洞巾、纱布、试管、测压管）、2%利多卡因注射液、消毒盘、手套、胶布。根据需要，可准备培养基。

（2）患者准备：向患者介绍腰椎穿刺术的目的及注意事项，家属签字同意穿刺；患者排空大小便；消除患者紧张心理。

（3）环境准备：安静、清洁、温暖，有屏风遮挡。

2.术中配合

（1）安排患者卧于硬板床或将其身下垫一硬板。

（2）协助医师保持患者腰穿体位，暴露穿刺部位。

（3）配合进行穿刺部位消毒、术者戴手套、铺巾及2%利多卡因行局部麻醉。

（4）当穿刺成功，应观察脑脊液是否缓缓流出。

（5）询问患者有无不适，观察患者面色、呼吸、脉搏、瞳孔等，发现异常立即通知医师，停止穿刺并做相应处理。若患者感到下肢电击样疼痛，应告之为针尖碰击马尾所致，无需处理。

（6）收集脑脊液3～5mL于无菌试管中，送检。若需做细菌培养，试管及棉塞应在火焰下灭菌。

（7）术毕，当拔出穿刺针后，穿刺点用碘附消毒后覆盖纱布，胶布固定。整理用物。

3.术后护理

（1）嘱患者去枕平卧4~6h，不要抬头，但可翻身，防止发生低颅压性头痛。

（2）出现头痛，可静脉滴注等渗盐水，将卧床时间延长至24h。

（3）观察穿刺点有无脑脊液渗漏、出血或感染。若有异常，通知医师做相应处理。

（三）操作方法

1.体位

患者去枕弯腰抱膝侧卧位，背垂直于床面，腰部尽量后凸，使椎间隙拉宽。

2、穿刺点

一般取第3或第4腰椎间隙作为穿刺部位，相当于两髂后上棘连线与后正中线的交点。

3.操作

（1）穿刺部位消毒，术者戴手套、铺巾及2%利多卡因行局部麻醉。

（2）左手固定穿刺处皮肤，右手用无菌纱布包裹穿刺针（套上针芯）从椎间隙缓慢进针，与脊柱成垂直方向，针尖略偏向头端，成人进针深度为4~6cm，儿童为2~4cm。当均匀进针过程中感到阻力突然消失，说明针尖已刺入蛛网膜下隙。将针芯缓慢抽出，防止脑疝形成。

（3）测定颅内压时，应接上测压管［正常脑脊液压力为7.85~17.65kPa（80~180mmH$_2$O）或每分钟40~50滴］；若需做动力试验（压颈试验）了解蛛网膜下隙有无阻塞，即在测压后，压迫一侧颈静脉约10分钟。正常时，脑脊液压力立即上升，解除压迫后10~20s又降至原来水平，称动力试验阴性，表示蛛网膜下隙通畅；若压迫颈静脉后，不能使脑脊液压力上升，则为动力试验阳性，表示蛛网膜下隙阻塞；若压迫颈静脉后，脑脊液压力缓慢上升，放松压力缓慢下降，也为动力试验阳性，表示蛛网膜下隙未完全阻塞。

（4）移去测压管，收集脑脊液3~5mL分置2~3个试管，及时送检。

（5）术毕，先将针芯插入再拔出穿刺针，针孔做无菌处理，敷料覆盖。

第二节　帕金森病

帕金森病是发生于中年以上的中枢神经系统慢性进行性变性疾病，病因至今不明。多缓慢起病，逐渐加重。病变主要在黑质和纹状体。其他疾病累及锥体外系统也可引起同样的临床表现者，则称为帕金森病综合征或帕金森综合征。由James Parkinson（1817年）首先描述。65岁以上人群患病率为1000/10万，随年龄增高，男性稍多于女性。

一、临床表现

（一）震颤

肢体和头面部不自主抖动，这种抖动在精神紧张时和安静时尤为明显，病情严重时抖动呈持续性，只有在睡眠后消失。

（二）肌肉僵直，肌张力增高

表现手指伸直，掌指关节屈曲，拇指内收，腕关节伸直，头前倾，躯干俯屈，髋关节和膝关节屈曲等特殊姿势。

（三）运动障碍

运动减少，动作缓慢，写字越写越小，精细动作不能完成，开步困难，慌张步态，走路前冲，呈碎步，面部缺乏表情。

（四）其他症状

多汗、便秘、油脂脸、直立性低血压、精神抑郁症状等。部分患者伴有智力减退。

二、体格检查

（一）震颤

检查可发现静止性、姿势性震颤，手部可有搓丸样动作。

（二）肌强直

患肢肌张力增高，可因均匀的阻力而出现"铅管样强直"，如伴有震颤则似齿轮样转动，称为"齿轮样强直"。四肢躯干颈部和面部肌肉受累出现僵直，患者出现特殊姿态。

（三）运动障碍

平衡反射、姿势反射和翻正反射等障碍以及肌强直导致的一系列运动障碍，写字过小症以及慌张步态等。

（四）自主神经系统体征

仅限于震颤一侧的大量出汗和皮脂腺分泌增加等体征。食管、胃及小肠的功能障碍导致吞咽困难和食管反流，以及顽固性便秘等。

三、辅助检查

（一）磁共振成像（MRI）

唯一的改变为在T2相上呈低信号的红核和黑质网状带间的间隔变窄。

（二）正电子发射计算机断层扫描（PET）

可检出纹状体摄取功能下降，其中又以壳核明显，尾状核相对较轻，即使症状仅见于单侧的患者也可查出双侧纹状体摄取功能降低。尚无明确症状的患者，PET若检出纹状体的摄取功能轻度下降或处于正常下界，以后均发病。

四、护理

（一）护理评估

1.健康史评估

（1）询问患者职业，农民的发病率较高，主要是他们与杀虫剂、除草剂接触有关。

（2）评估患者家族中有无患此病的患者，PD与家族遗传有关，患者的家族发病率为7.5%～94.5%。

（3）评估患者居住、生活、工作的环境，农业环境中神经毒物（杀虫剂、除草剂），工业环境中暴露重金属等是PD的重要危险因素。

2.临床观察评估

帕金森病常为50岁以上的中老年人发病，发病年龄平均为55岁，男性稍多，起病缓慢，进行性发展。首发症状多为动作不灵活与震颤，随着病程的发展，可逐渐出现下列症状和体征。

（1）震颤：常为首发症状，多由一侧上肢远端（手指）开始，逐渐扩展到同侧下肢及对侧肢体，下颌、口唇、舌及头部通常最后受累。典型表现是静止性震颤，拇指与屈曲的食指间呈"搓丸样"动作，安静或休息时出现或明显，随意运动时减轻或停止，紧张时加剧，入睡后消失。

（2）肌强直：肌强直表现为屈肌和伸肌同时受累，被动运动关节时始终保持增高的阻力，类似弯曲软铅管的感觉，故称"铅管样强直"；部分患者因伴有震颤，检查时可感到在均匀掌的阻力中出现断续停顿，如同转动齿轮感，称为"齿轮样强直"，是由于肌强直与静止性震颤叠加所致。

（3）运动迟缓：表现为随意动作减少，包括行动困难和运动迟缓，并因肌张力增高，姿势反射障碍而表现一系列特征性运动症状，如起床、翻身、步行、方向变换等运动迟缓；面部表情肌活动减少，常常双眼凝视，瞬目运动减少，呈现"面具"脸；手指做精细动作如扣钮、系鞋带等困难；书写时字越写越小，呈现"写字 过小征"。

（4）姿势步态异常：站立时呈屈曲体姿，步态障碍甚为突出，患者自坐位、卧位起立困难，迈步后即以极小的步伐向前冲去，越走越快，不能及时停步或转弯，称慌张步态。

（5）其他症状：反复轻敲眉弓上缘可诱发眨眼不止。口、咽、腭肌运动障碍，讲话缓慢，语音低沉、单调，流涎，严重时可有吞咽困难。还有顽固性便秘、直立性低血压等；睡眠障碍；部分患者疾病晚期可出现认知功能减退、抑郁和视幻觉等，但常不严重。

3.诊断性检查评估

（1）头颅CT：CT可显示脑部不同程度的脑萎缩表现。

（2）生化检测：采用高效液相色谱（HPLC）可检测到脑脊液和尿中HVA含量降低。

（3）基因检测：DNA印迹技术、PCR、DNA序列分析等在少数家族性PD患者可能会发现基因突变。

（4）功能显像检测：采用PET或SPECT与特定的放射性核素检测，可发现PD患者脑内DAT功能显著降低，且疾病早期即可发现。D_2型DA受体（D_2R）活性在疾病早期超敏、后期低敏，以及DA递质合成减少，对PD的早期诊断、鉴别诊断及病情进展监测均有一定的价值。

（二）护理问题

1.运动障碍

帕金森病患者由于其基底核或黑质发生病变，以致负责运动的锥体外束发生功能障碍，患者运动的随意肌失去了协调与控制，产生运动障碍并随之带来一定的意外伤害。

（1）跌倒：震颤、关节僵硬、动作迟缓，协调功能障碍常是患者摔倒的原因。

（2）误吸：舌头、唇、颈部肌肉和眼睑亦有明显的震颤及吞咽困难。

2.营养摄取不足

患者常因手、头不自主的震颤，进食时动作太慢，常常无法独立吃完一顿饭，以致未能摄取日常所需热量，因此，约有70％的患者有体重减轻的现象。

3.便秘

由于药物的不良反应、缺乏运动、胃肠道中缺乏唾液（因吞咽能力丧失，唾液由口角流出），液体摄入不足及肛门括约肌无力，所以大多数患者有便秘。

4.尿潴留

吞咽功能障碍以致水分摄取不足，贮存在膀胱的尿液不足200～300 mL则不会有排尿的冲动感；排尿括约肌无力引起尿潴留。

5.精神障碍

疾病使患者运动障碍。协调功能不良、顺口角流唾液，而且又无法进行日常生活的活动，因此患者会有心情抑郁、产生敌意、罪恶感或无助感等情绪反应。由于外观的改变，有些患者还会发生因自我形象的改变而造成与社会隔离的问题。

（三）护理目标

（1）患者未发生跌倒或跌倒次数减少。

（2）患者有足够的营养；患者进食水时不发生呛咳。

（3）患者排便能力维持正常。

（4）患者能维持部分自我照顾的能力。

（5）患者及家属的焦虑症状减轻。

（四）护理措施

1.安全护理

（1）安全配备：由于患者行动不便，在病房楼梯两旁、楼道、门把附近的墙上，增设沙发或木制的扶手，以增加患者开、关门的安全性；配置牢固且高度适中的座厕、沙发或椅，以利于患者坐下或站起，并在厕所、浴室增设可供扶持之物，使患者排便及穿脱衣服方便；应给患者配置助行器辅助设备；呼叫器置于患者床旁，日常生活用品放在患者伸手可及处。

（2）定时巡视：主动了解患者的需要，既要指导和鼓励患者增强自我照顾能力，做力所能及的事情，又要适当协助患者洗漱、进食、沐浴、如厕等。

（3）防止患者自伤：患者动作笨拙，常有失误，应谨防其进食时烫伤。端碗持筷困难者尽量选择不易打碎的不锈钢餐具，避免使用玻璃和陶瓷制品。

2.饮食护理

（1）增加饮食中的热量、蛋白质的含量及容易咀嚼的食物，吃饭少量多餐；定时监测体重变化；在饮食中增加纤维与液体的摄取，以预防便秘。

（2）进食时，营造愉快的气氛，因患者吞咽困难及无法控制唾液，所以有的患者喜欢单独进食；应将食物事先切成小块或研磨，并给予粗大把手的叉子或汤匙，使患者易于把持；给予患者充分的进食时间，若进食中食物冷却了，应予以温热。

（3）吞咽障碍严重者，吞咽可能极为困难，在进食或饮水时有呛咳的危险，而造成吸入性肺炎，故不要勉强进食，可改为鼻饲喂养。

3.保持排便畅通

给患者摄取足够的营养与水分，并教导患者解便与排尿时，吸气后闭气，利用增加腹压的方法解便与排尿。另外，依患者的习惯，在进食后半小时应试着坐于马桶上排便。

4.运动护理

告知患者运动锻炼的目的在于防止和推迟关节僵直和肢体挛缩，与患者和家属共同制定锻炼计划，以克服运动障碍的不良影响。

（1）尽量参与各种形式的活动，如散步、太极拳、床边体操等。注意保持身体和各关节的活动强度与最大活动范围。

（2）对于已出现某些功能障碍或坐起已感到困难的患者，要有目的的有计划地锻炼。告诉患者知难而退或由他人包办只会加速功能衰退，如患者感到坐立位变化有困难，应每天做完一般运动后，反复练习起坐动作。

（3）必须指导患者注意姿势，以预防畸形。应小心观察头与颈部是否有弯曲的倾向。正确姿势有助于头、颈直立。躺于床上时，不应垫枕头，且患者应定期俯卧。

（4）本病常使患者步行困难和步行时突然僵住，因此嘱患者步行时思想要放松，尽量夸大步伐；向前走时脚要抬高，双臂摆动，目视前方而不要注视地面；转弯时，不要碎步移动，否则会失去平衡；护士和家属在协助患者行走时，不要强行拖着患者走；当患者感到脚黏在地上时，可告诉患者先向后退一步，再往前走，这样会比直接向前容易。

（5）过度震颤者让他坐在有扶手的椅子上，手抓着椅臂，可以稍加控制震颤。

（6）晚期患者出现显著的运动障碍时，要帮助患者活动关节，按摩四肢肌肉，注意动作轻柔，勿给患者造成疼痛。

（7）鼓励患者尽量试着独立完成日常生活的活动，自己安排娱乐活动，培养兴趣。

（8）让患者穿轻便宽松的衣服，可减少流汗与活动的束缚。

5.合并抑郁症的护理

帕金森病患者的抑郁与帕金森疾病程度呈正相关，即患者的运动障碍愈重对其神经心理的影响愈严重。在护理患者时要教会患者一些心理调适技巧：重视自己的优点和成就；尽量维持过去的兴趣和爱好，积极参加文体活动，寻找业余爱好；向医生、护士及家人倾诉内心想法，疏泄郁闷，获得安慰和同情。

6.睡眠异常的护理

（1）创造良好的睡眠环境：建议 PD 患者要有舒适的睡眠环境，如室温和光线适宜；床褥不宜太软，以免翻身困难；为运动过缓和僵直较重的患者提供方便上下床的设施；卧室内放尿壶及便器，有利于患者夜间如厕等。避免在有限的睡眠时间内实施影响患者睡眠的医疗护理操作，必须进行的治疗和护理操作应穿插于患者的自然觉醒时，以减少被动觉醒次数。

（2）睡眠卫生教育：指导患者养成良好的睡眠习惯和方式，建立比较规律的活动和休息时间表。

（3）睡眠行为干预：①刺激控制疗法。只在有睡意时才上床；床及卧室只用于睡眠，不能在床上阅读、看电视或工作；若上床15~20min不能入睡，则应考虑换别的房间，仅在又有睡意时才上床（目的是重建卧室与睡眠间的关系）；无论夜间睡多久，清晨应准时起床；白天不打瞌睡。②睡眠限制疗法。教导患者缩短在床上的时间及实际的睡眠时间，直到允许躺在床上的时间与期望维持的有效睡眠时间一样长。当睡眠效率超过90%时，允许增加15~20min卧床时间。睡眠效率低于80%，应减少15~20min卧床时间。睡眠效率80%~90%，则保持卧床时间不变。最终，通过周期性调整卧床时间直至达到适度的睡眠时间。③依据睡眠障碍的不同类型和药物的半衰期遵医嘱有的放矢地选择镇静催眠药物，并主动告知患者及家属使用镇静催眠药的原则，即最小剂量、不间断、短期用药，注意停药反弹、规律停药等。

第三节　癫痫

癫痫是一组由大脑神经元异常放电引起的以短暂中枢神经系统功能失常为特征的慢性脑部疾病。临床表现为突然发生、反复发作的运动，感觉、意识、自主神经、精神等异常。我国癫痫发病率为1%左右，患病率为0.5%～1%。

一、病因及发病机制

按病因分为原发性癫痫和继发性癫痫。

（1）原发性癫痫：又称特发性癫痫。是指病因未明，未能确定脑内有器质性病变者，可能与遗传因素有关。

（2）继发性癫痫：又称症状性癫痫。占大多数，由脑内器质性病变和代谢疾病所致，包括脑部先天性疾病、颅脑外伤、颅内感染、脑血管病、颅内肿瘤、脑缺氧、儿童期的高热惊厥、药物或食物中毒、尿毒症、肝性脑病等。此外，睡眠不足、月经期、疲劳、饥饿、饮酒、情感冲动是常见的激发癫痫发作的诱因。

二、癫痫发作的分类

癫痫有多种发作形式，1981年国际抗癫痫联盟根据临床和脑电图特点将癫痫发作分为3类。

（一）部分性发作

由局部起始。

（1）单纯性：无意识障碍，可分为运动、体感或特殊感觉、自主神经和精神症状。

（2）复杂性：有意识障碍。

（3）部分性发作继发泛化：由部分起始扩散为全面性强直—阵挛发作。

（二）全面性发作

双侧对称性发作，有意识障碍，包括失神、肌阵挛、强直、强直—阵挛、阵挛、失张力发作。

（三）不能分类的癫痫发作

三、临床表现

癫痫发作形式多样，但均具有短暂性、刻板性、间歇性、反复发作的特征。

（一）部分性发作

1. 单纯部分性发作

癫痫发作的起始部位常提示癫痫病灶在对侧脑部，发作时间较短，一般不超过 1 min，不伴意识障碍，以发作性一侧肢体、局部肌肉感觉障碍或节律性抽搐为特征，或表现为简单的五官幻觉。如果抽搐自一处开始后，按大脑皮质运动区的分布顺序扩散，如自一侧拇指沿手指、腕部、肘部、肩部扩展，称为 Jackson 癫痫，亦称为部分运动性发作。

2. 复杂部分性发作

伴有意识障碍，以精神症状及自动症为特征。患者可有吸吮、咀嚼、流涎、摸索等无意识动作，或机械地继续其发作前正在进行的活动，如行走、奔跑或进餐等。有时有精神运动性兴奋，如无理取闹、唱歌、脱衣裸体等，发作一般持续数分钟至数小时不等，事后对其行为不能记忆。

（二）全面性发作

1. 失神发作

又称小发作，主要见于儿童或青年。特点为突然、短暂的意识障碍，表现为动作中断，手持物体掉落，两眼凝视，呆立不动，呼之不应等，但无抽动，不跌倒。发作后仍继续原来的工作，一日可发作数次不等，一次发作持续 3～15 s，对发作无记忆。

2. 全面性强直–痉挛发作

又称大发作，此类发作最常见。发作前可先有瞬间疲乏、麻木、恐惧等感觉或出现无意识动作等先兆，其发作经过可分为 3 期。

（1）强直期：突发意识丧失，尖叫一声跌倒在地，全身骨骼肌持续收缩、头部后仰、上眼睑抬起、眼球上翻、上肢屈肘、下肢伸直、牙关紧闭、呼吸暂停、口唇青紫、瞳孔散大及对光反射消失。常持续 10～20 s 转入阵挛期。

（2）阵挛期：肌肉出现一张一弛的节律性抽动，频率逐渐减慢，最后一次在强烈痉挛之后，抽搐突然停止，进入惊厥后期。此期患者可有口吐白沫，小便失禁，历时 1～3 min。

（3）惊厥后期：阵挛停止，进入昏睡状态。此时呼吸首先恢复，意识逐渐清醒。醒后有全身酸痛和疲乏感，对整个发作过程全无记忆。发作全过程 5～10 min。

（三）癫痫持续状态

是指一次癫痫发作持续 30 min 以上，或连续多次发作，发作期间意识和神经功能未恢复至正常水平。多由于突然停用抗癫痫药或因饮酒、合并感染而诱发，常伴有高热、脱水、酸中毒。如不及时治疗，继而发生心、肝、肾多脏器衰竭而死亡。

四、辅助检查

（一）血液检查

血液一般检查、血糖、血寄生虫（如血吸虫、囊虫）等检查，了解有无贫血、低血糖、寄生虫等。

（二）影像学检查

通过CT、MRI检查发现脑部器质性病变、占位性病变、脑萎缩等。

（三）脑电图检查

对诊断有重要价值，且有助于分型、术前定位及预后估计。约半数以上癫痫患者，在发作间歇期亦可出现各种痫样放电，如棘波、尖波、棘-慢波等病理波。

五、护理措施

（一）一般护理

保持环境安静，避免过度疲劳、便秘、睡眠不足、情感冲动及强光刺激等；适当参加体力和脑力活动，做力所能及的工作，间歇期可下床活动，出现先兆即刻卧床休息；给予清淡饮食，避免过饱，戒烟、酒。

（二）避免受伤

（1）发现发作先兆时，迅速将患者就地平放，避免摔伤，松解领扣和腰带，摘下眼镜、义齿，将手边柔软物垫在患者头下，移去身边的危险物。

（2）用牙垫或厚纱布塞在上下磨牙之间，以防咬伤舌头及颊部；抽搐发作时，不可用力按压肢体，以免造成骨折、肌肉撕裂及关节脱位。

（3）发作后患者可有短期的意识模糊，禁用口腔测量体温，防止患者咬断体温计而损伤舌头、口腔黏膜等。

（三）保持呼吸通畅

发作时将患者的头放低且偏向一侧，使涎液和呼吸道分泌物由口角流出，床边备吸引器，及时吸痰，以保持呼吸道通畅。发作时不可喂水、喂食物，以免发生呛咳、窒息。观察呼吸情况，有无呼吸困难、心率加快、表情恐怖、两手乱抓等窒息表现。出现窒息立即取头低位，拍打背部，吸取痰液及口腔分泌物，吸氧，必要时可行气管插管甚至气管切开。

（四）病情观察

发作过程中应严密观察生命征及神志、瞳孔变化，注意发作过程有无心率加快、血压升高、呼吸减慢、瞳孔散大等；记录发作时间与频率，发作停止后意识恢复的时间，患者有无头痛、疲乏及肌肉酸痛等表现。

（五）用药护理

根据癫痫发作的类型遵医嘱用药，注意观察用药疗效和不良反应。

（1）用药注意事项：药物治疗原则为从单一小剂量开始，尽量避免联合用药；坚持长期服药，切忌癫痫发作控制后自行停药，或不规则服药。

（2）药物不良反应的观察和处理：多数抗癫痫药物有胃肠道反应，宜分次餐后口服，如卡马西平有导致中性粒细胞减少、骨髓抑制的不良反应。因此，应告知患者及家属，出现异常及时就医。对血液、肝、肾功能有损害的药物，服药前应做血、尿常规和肾功能检查，服药期间定期做血象和生化检查，以防出现不良反应。

（六）癫痫持续状态的护理

（1）专人守护，加床栏以保护患者免受外伤。

（2）立即按医嘱缓慢静注地西泮10～20mg，速度不超过每分钟2mg，必要时可在15～30min内重复给药，也可用地西泮100～200mg溶于5%葡萄糖液或生理盐水中缓慢静脉滴注。用药中密切观察患者呼吸、心率、血压的变化。

（3）严密观察病情变化，做好生命体征、意识、瞳孔等方面的观察，及时发现并处理高热、周围循环障碍、脑水肿等严重并发症。

（4）注意保持呼吸道通畅和口腔清洁，防止继发感染，给予吸氧，备好气管插管、气管切开器械。保持病房环境安静，避免外界的各种刺激。

（七）心理护理

向患者解释所患癫痫的类型、临床特征及可能的诱发因素，帮助患者正确面对现实，对待自己的疾病。鼓励患者说出害怕及担忧的心理感受，给予同情和理解，指导患者进行自我调节，克服自卑心理，树立自信、自尊的良好心理状态。告知疾病相关知识、预后的正确信息和药物治疗知识，帮助患者掌握自我护理的方法，尽量减少发作次数。鼓励家属向患者表达不嫌弃、亲切关怀的情感，解除患者的精神负担。

第十章　普外科疾病患者的护理

第一节　乳腺疾病

一、概述

（一）乳腺的解剖生理

女性乳腺是两个半球形的性征器官。乳腺位于胸大肌和胸筋膜的表面、前胸第二至第六肋骨水平的浅筋膜的浅、深层之间。乳头位于乳腺的中心，周围色素沉着区称为乳晕。

乳腺有15～20个乳腺叶；每一乳腺叶分成很多乳腺小叶，乳腺小叶由小乳管和腺泡组成，每一乳腺叶均有其单独的导管（输乳管）。乳腺叶和输乳管均以乳头为中心呈放射状排列，小乳管汇至乳输管，并开口于乳头。输乳管靠近开口的1/3段略微膨大，称为输乳管窦，是乳管内乳头状瘤的好发部位。乳腺的腺 叶、小叶和腺泡间有结缔组织间隔，腺叶间有许多与皮肤垂直的纤维束，上连皮肤及浅筋膜浅层，下连浅筋膜深层，称为乳腺悬韧带（又称Cooper韧带），对乳腺起支持、固定作用。

乳腺的生理活动受垂体前叶、卵巢和肾上腺皮质等分泌的激素影响。妊娠及哺乳时，乳腺明显增生，腺管延长，腺泡分泌乳汁；哺乳期后，乳腺又处于相对静止状态；育龄期妇女在月经周期的不同阶段，乳腺 的生理活动在各种激素的影响下，呈周期性变化；绝经期后，腺体逐渐萎缩，为脂肪组织所替代。

乳腺淋巴液输出有4个途径：①乳腺大部分淋巴液经胸大肌外侧淋巴管流至腋窝淋巴结，再流向锁骨下淋巴结。②部分乳腺内侧的淋巴液通过肋间淋巴管流向胸骨旁淋巴结。③两侧乳腺间皮下有淋巴管交通，一侧乳腺的淋巴液可流向另一侧。④乳腺深部淋巴网，可沿腹直肌鞘和肝镰状韧带通向肝。

（二）乳腺的评估

1.视诊

检查室光线充足，患者端坐，双臂自然下垂。首先观察两侧乳腺的形状、大小是否对称，有无局限性隆起或凹陷，皮肤有无发红、水肿及"橘皮样"改变，乳腺浅表静脉是否扩张，其次观察两侧乳头是否在同一水平及是否内陷，乳头有无糜烂。如癌肿靠近乳头，可使乳头受牵偏向一侧，使两侧乳头高低不同。乳头内陷可以是发育不良所致，若是一侧乳头近期出现内陷，则有临床意义。

2.扣诊

患者端坐，两臂自然下垂，乳腺肥大下垂明显者，可取平卧位，肩下垫小枕，使胸部隆起。检查者用手指掌面扣诊，不要用手捏乳腺组织，否则会将捏到的腺组织误认为肿块。应循序对乳腺外上（包括乳腺尾部）、外下、内下、内上各象限及中央区做全面检查健侧，后查患侧。

（1）若发现乳腺肿块，应检查肿块大小、质地，表面是否光滑，边界是否清楚，是否与皮肤粘连。一般说，良性肿瘤的边界清楚，质地较软，表面光滑，活动度大；恶性肿瘤的边界不清、质地硬，表面不光滑、活动度小。肿块较大者还应检查肿块与深部组织的关系。最后轻挤乳头，若有溢液，观察溢液的颜色，并依次挤压乳晕四周，观察、记录溢液来自哪一输乳管。

（2）腋窝淋巴结有4组，应依次检查。检查者面对患者，以右手扣其左腋窝，左手扣其右腋窝。先让患者上肢外展，以手伸入其腋顶部，手指掌面压向患者的胸壁，然后嘱患者放松上肢，搁置在检查者的前臂上，用轻柔的动作自腋顶部从上而下检查中央组淋巴结，然后将手指掌面转向腋窝前壁，在胸大肌深面检查胸肌组淋巴结。检查肩胛下组淋巴结时，宜站在患者背后，检查背阔肌前内侧。最后检查锁骨下及锁骨上淋巴结。

二、急性乳腺炎

（一）疾病概要

急性乳腺炎是乳腺的急性化脓性感染，好发于产后3～4周哺乳期，尤其以初产妇多见。

1.病因

（1）乳汁淤积：淤积的乳汁有利于细菌的生长、繁殖而引起感染。乳汁淤积的主要原因。①乳头发育不良、内陷或过小，造成婴儿吸乳困难。②乳汁分泌过多或婴儿吸乳过少,以致使乳汁不能完全排空。③输乳管不通畅,影响乳汁排出。

(2)细菌入侵:致病菌多为金黄色葡萄球菌,少数为链球菌感染。①乳头破损或皲裂,细菌沿淋巴管侵入乳腺组织,此为感染的主要途径。②乳头不洁、婴儿患口腔炎或含乳头睡眠,细菌直接侵入输乳管。

(3)抵抗力下降:分娩后产妇全身抵抗力一般有不同程度下降。

2.治疗原则

控制感染,排空乳汁。

(1)一般处理:①患侧停止哺乳,并人工排空乳汁。②早期局部热敷或理疗,促进血液循环,有利于炎症消散;水肿明显者可用25%硫酸镁溶液湿热敷。③感染严重或并发乳瘘者,常需终止乳汁分泌,可口服己二烯雌酚(双烯雌酚)1~2mg,每天3次,共2~3d;或肌内注射苯甲雌二醇(苯甲酸雌二醇),每次2mg,每天1次,直至乳汁分泌停止。

(2)抗生素应用:应及早使用敏感有效的抗生素控制感染。

(3)脓肿处理:及时做脓肿切开引流,手术时可采用局部麻醉。为避免损伤输乳管而形成乳瘘,应注意切口的部位和方向。

(二)护理评估

1.健康史

了解引起急性乳腺炎的常见病因,有无乳汁淤积、不良的哺乳习惯及乳头破裂等。

2.身体状况

急性乳腺炎出现炎症表现、脓肿形成和淋巴结肿大。

3.心理状况

由于患者对急性乳腺炎不了解,容易出现焦虑、烦躁,情绪低落,影响产后的身心恢复。

4.辅助检查

血白细胞计数及中性粒细胞比例均升高;诊断性脓肿穿刺可抽出脓液。

(三)护理诊断及相关合作性问题

1.焦虑、恐惧

与担心婴儿不能正常哺乳,影响婴儿发育,和对疾病的预后不了解等因素有关。

2.疼痛

与乳腺炎症、乳汁淤积有关。

3.体温升高

与感染灶中的毒素吸收有关。

4.潜在的并发症

脓毒症、乳瘘等。

（四）护理目标

（1）恐惧消除，焦虑减轻，能够叙述预防急性乳腺炎的方法。

（2）疼痛减轻或消失。

（3）体温恢复正常。

（五）护理措施

1.一般护理

观察患乳的局部及全身表现情况，防止病变进一步发展。加强哺乳期护理，以增强抵抗力。

（1）饮食与休息：高热量、高蛋白质、高维生素、低脂饮食；注意休息，适量运动。

（2）注意个人卫生：勤更衣、定期沐浴，保持乳腺清洁，养成良好的产褥期卫生习惯。

2.急性乳腺炎早期护理

（1）患侧乳腺暂停哺乳，并用吸乳器吸空乳汁，防止乳汁淤积。

（2）用乳罩托起乳腺、制动，以减轻疼痛。

（3）做好局部药物外敷、物理疗法的护理，改善局部血液循环，促进炎症消散。

（4）对有高热者予以物理降温。必要时，应用解热镇痛药物。

3.脓肿形成后护理

做好术前准备，及时进行脓肿切开引流术。术后及时更换渗湿的敷料，保持引流通畅。

4.健康教育

做好孕、产妇的乳腺保健知识宣传教育工作是预防急性乳腺炎的重要措施。

（1）保持乳头和乳腺清洁：孕妇定期用中性肥皂、温水清洗乳腺；产后每次哺乳前、后均应清洗乳头，以保持乳腺洁净。

（2）纠正乳头内陷：乳头内陷造成婴儿吸乳困难，发生乳汁淤积。乳头内陷者应于妊娠6个月开始每天挤捏、向外牵拉乳头，使乳头外突。

（3）养成良好的哺乳习惯：养成定时哺乳的习惯，每次哺乳让婴儿吸净乳汁，不能吸净时，用手法按摩或吸乳器排空乳汁；培养婴儿养成不含乳头睡眠的习惯；注意婴儿的口腔卫生。

（4）乳头破裂者的处理：应暂停哺乳，定时排空乳汁，局部用温水清洁后涂抗生素软膏，待伤口愈合后再行哺乳。

三、乳腺良性肿块

（一）乳腺纤维腺瘤

乳腺纤维瘤好发于18～25岁年轻妇女，与雌激素水平增高有关。月经来潮前或绝经后少见。一般症 状主要表现为肿块，好发于乳腺外上象限，多单发，肿块呈圆形或椭圆形，有完整包膜，光滑，质地坚韧，边界清楚，易推动，生长缓慢，不受月经影响，在妊娠或哺乳期增长较快。X线钼靶摄片或活组织检查等有助于诊断。因本病有恶变可能，发现后应尽早手术切除，标本送病理检查。

（二）输乳管内乳头状瘤

本病多发生于40～50岁妇女，瘤体呈单个或多个，常发生在近乳头部扩张的输乳管窦内，因瘤体小常不能触及，少数患者在乳管可触及质地软、可推动的小结节，压之可从乳头溢出血性液体，乳管造影有助于诊断。乳头状瘤有恶变的可能，明确诊断后需及早手术切除。

（三）乳腺囊性增生病

本病好发于30～50岁中年妇女，属导管和腺小叶退行性变。发病与卵巢功能失调有密切关系，即黄体素分泌减少，雌激素呈相对增多，主要为导管囊性扩大，导管上皮乳头状增生以及小叶内外的纤维组织增生，形成大小不等的肿块，所以本病又称慢性囊性乳腺病。

乳腺囊性增生病病程较长，发展缓慢，主要临床表现是：①乳腺胀痛。常于月经前发生或加重，月经后 减轻或消失，有明显周期性。②乳腺肿块。在一侧或双侧乳腺内有多个结节，大小不一，质韧、不粘连，可推动。③乳头溢液。少数患者乳头可有浆液性、棕色或血性溢液。

乳腺囊性增生病以非手术治疗为主。首先要消除患者的思想顾虑，用胸罩托起乳腺，改善局部血液循环。疼痛明显者，可服中药逍遥散、维生素E、5％碘化钾。若近期疼痛失去周期性，肿块迅速增大，有乳癌家族史的患者，可行单纯乳腺切除，术后送病理检查。若恶变，按乳腺癌处理。

四、乳腺癌

乳腺癌为我国女性常见的恶性肿瘤，近年来发病有上升的趋势，已成为目前女性发病率最高的恶性肿瘤。乳腺癌多发生于40～60岁妇女，尤以更年期为多见。

（一）疾病概要

1.病因

乳腺癌的发病受多种因素的影响，其中雌激素与乳腺癌的发生密切相关。较易发生乳腺癌的高危群体有以下几类：①乳腺癌家族史。②内分泌紊乱。③月经初潮早于12岁、绝经期迟于52岁。④40岁以上未孕或初次生育足月产迟于35岁、未哺乳者。⑤部分乳腺良性疾病、有卵巢或子宫原位癌病史者。⑥高脂饮食。⑦环境因素及不良的生活方式等。

2.病理类型

乳腺癌多起源于输乳管及腺泡组织的上皮细胞，国内采用以下病理分型。

（1）非浸润性癌：包括导管内癌（癌细胞未突破导管壁基膜）、小叶原位癌（癌细胞未突破末梢输乳管或腺泡基膜）及乳头湿疹样乳腺癌。此型属早期，预后较好。

（2）早期浸润性癌：包括早期浸润性导管癌（癌细胞突破管壁基膜，开始向间质内浸润）、早期浸润性小叶癌（癌细胞突破末梢输乳管或腺泡基膜，开始向间质内浸润，但仍局限于小叶内）。此型仍属早期，预后较好。

（3）浸润性特殊癌：包括乳头状癌、髓样癌（伴大量淋巴细胞浸润）、小管癌（高分化腺癌）、腺样囊性癌、黏液腺癌、大汗腺样癌、鳞状细胞癌等。此型分化一般较高，预后较好。

（4）浸润性非特殊癌：包括浸润性腺小叶癌、浸润性导管癌、硬癌、髓样癌（无大量淋巴细胞浸润）、单纯癌、腺癌等。此型一般分化低，预后较上述类型差，是乳腺癌中最常见的类型，占80％。

（5）其他罕见癌。

3.转移途径

（1）直接浸润：癌细胞可浸润皮肤、胸肌群和胸筋膜。

（2）淋巴转移：沿乳腺淋巴液的四条输出途径转移。①乳腺外侧乳腺癌，易向腋窝淋巴结转移。②乳腺内侧者易向胸骨旁淋巴结转移。③癌细胞可通过交通淋巴网，转移到对侧乳腺。④乳腺深部淋巴网与腹直肌鞘、肝镰状韧带的淋巴管相连通，癌可由此转移至肝。

（3）血行转移：癌细胞侵入血液循环，可转移到肺、骨骼、肝。血行转移多见于晚期乳腺癌，也可见于早期的乳腺癌患者。

（二）护理评估

1.健康史

（1）一般资料：详细询问患者的年龄、婚姻、生育史、月经史。

（2）过去史：有无乳腺或其他部位的肿瘤史、重要脏器有无疾患。

（3）家族史：家族中是否有乳腺癌患者。

2.身体状况

（1）局部表现：①乳腺肿块。为乳腺癌最重要的症状，常无自觉症状，患者多在无意中发现，常发生在乳腺的外上象限，质硬，不光滑，边界不清，不易推动。②乳腺外形改变。若癌肿侵及乳腺悬韧带，可使其短缩而致癌肿表面凹陷，称为"酒窝征"；癌肿侵及输乳管使之收缩，可使乳头歪向癌肿方向；癌细胞堵塞皮内或皮下淋巴管，出现局部淋巴水肿，在毛囊处形成许多点状凹陷，呈现"橘皮样"改变；肿块较大，乳腺局部可隆起。癌肿侵及皮肤使之破溃形成溃疡。当癌细胞浸润大片皮肤，可在皮内出现许多硬结或条索，结节相互融合，延伸至背部及对策，使胸壁呈铠甲状时，呼吸也因此受限。③同侧腋窝淋巴结肿大。早期为散在、质硬，可被推动，短期内数目增多，粘连融合成块，甚至与皮肤及深部组织粘连。当癌细胞堵塞腋窝主要淋巴管时，将引起上肢水肿。

（2）全身表现：早期表现不明显，晚期可有贫血、恶病质及血行转移的表现。

3.心理状况

患者对疾病的预后、对手术及手术后可能导致的并发症、对手术后失去乳腺自我形象紊乱及生理功能的改变等，出现焦虑或恐惧感；为家庭对手术、化疗、放疗的经济承受力等，亦感忧心忡忡，焦躁不安。

4.辅助检查

细胞学检查、影像学检查，尤其活组织病理学检查，可协助诊断。

（三）护理诊断及相关合作性问题

1.焦虑、恐惧

与对癌症手术、化疗、放疗的恐惧及对乳腺缺失后影响生活质量等因素有关。

2.自我形象紊乱

与乳腺切除、患侧胸部形状改变及化疗后的脱发有关。

3.知识缺乏

与缺乏乳腺癌预防、康复的知识有关。

4.术后的并发症

上肢水肿，活动受限；皮瓣坏死和切口感染；气胸。

（四）护理目标

（1）患者恐惧、焦虑的情绪减轻，能够面对乳腺缺失给身体外观带来的改变。

（2）患者能复述乳腺癌预防的要点和相关知识，能正确进行功能锻炼、自我保健。

（五）护理措施

1.术前护理

（1）心理护理：针对患者对病情的发展、手术及对预后的恐惧心理，加强心理疏导，向患者和家属说明 手术的必要性，告诉患者术后择期行乳腺再造手术，以弥补手术造成的胸部缺陷，树立其战胜疾病的信心。

（2）支持疗法：加强营养，改善患者心、肝、肺、肾功能，提高患者对手术的耐受力。

（3）皮肤准备：乳腺癌根治术切除范围大，应做好手术区皮肤的准备。需要植皮的患者，要做好供皮区皮肤的准备。

2.术后护理

（1）体位：患者血压平稳后取半卧位，有利于切口引流，防止积液导致皮瓣坏死和切口感染，也利于呼吸和有效咳嗽，预防肺不张和肺炎。

（2）饮食和营养：手术后6h，若患者没有出现胃肠道反应，可正常进食，并保证有足够的热量和维生素，促进术后康复。

（3）切口护理：切口用多层敷料或棉垫加压包扎，使皮瓣紧贴创面，包扎松紧度适宜，维持正常血供。若患侧上肢远端皮肤发绀、温度降低、上肢脉搏不能扪及，应及时调整胸带的宽松紧度。若绷带松脱，应及时加压包扎。必要时用沙袋压迫。若发现皮下有积液，在严格消毒后抽液，并局部加压包扎；若皮瓣边缘发黑坏死，应予以剪除，防止感染，待肉芽组织生长良好后再植皮。

（4）引流通畅：保持皮下的负压引流管通畅，观察引流液性质和颜色。术后1~2d，每天有50~100mL血性引流液，2~3d渗出基本停止，可拔除引流管，用绷带加压包扎切口。

（5）预防并发症的发生。①患侧上肢水肿：术后引起患侧上肢水肿的原因有上肢淋巴回流不畅、头静脉被结扎、腋静脉栓塞、局部积液等。手术后指导患者抬高患侧上肢，制动，下床活动时用吊带固定患侧上肢，防止皮瓣滑动影响切口愈合。同时手术后避免在患侧上肢进行测血压、静脉注射、抽血。②气胸：手术若损伤胸膜，可引起气胸。术后要严密观察患者的呼吸情况，以便及早发现和及时处理。

（6）功能锻炼：鼓励并协助患者开展患侧上肢的功能锻炼，减少或避免术后的残疾。术后3d内，患侧上肢制动，避免外展，可做手指的运动、伸指、握拳等活动。术后4d，活动肘部。术后1周皮瓣基本愈合，可进行肩部活动、做手指爬墙运动等，直至患者能自行用患侧手梳头或手高举过头。

（7）放疗或化疗的护理：放、化疗期间，定期复查肝、肾功能及血常规，若出现严重肝、肾功能损害，骨髓抑制现象，应立即停止放、化疗。

（8）健康指导：①宣传乳腺癌的早期自我检查及普查的重要性，成年女性每月乳腺自我检查1次。②术后患侧上肢避免负重，5年内避免妊娠。③定期门诊随访，术后1~2年，每3个月随诊1次；3~5年后每半年随诊1次，包括体检、血常规、肝肾功能及细胞免疫功能检查、胸透、肝B型超声检查，必要时，行骨核素扫描或CT检查；5年后每年随诊1次，共10年。

第二节　甲状腺疾病

甲状腺分左、右两叶，覆盖并附着于甲状软骨下方的器官两侧，中间以峡部相连，由内、外两层被膜包裹，手术时分离甲状腺即在此两层被膜之间进行。在甲状腺背面、两层被膜的间隙内，一般附有4个甲状旁腺。成人甲状腺重约30g，正常者进行颈部检查时，既不能清楚地看到，也不易摸到甲状腺。由于甲状腺借外层被膜固定于气管和环状软骨上，还借两叶上极内侧的悬韧带悬吊于环状软骨，所以做吞咽动作时，甲状腺随之上下移动，临床上常以此鉴别颈部肿块是否与甲状腺有关。

甲状腺的血液供应非常丰富，主要来自两侧的甲状腺上、下动脉。甲状腺有3条主要静脉，即甲状腺上、中、下静脉。甲状腺的淋巴液汇入颈深淋巴结。甲状腺的神经支配来自迷走神经，其中，喉返神经穿行于甲状腺下动脉的分支之间，支配声带运动。喉上神经的内支（感觉支）分布于喉黏膜，外支（运动支）支配环甲肌，与甲状腺上动脉贴近走行，使声带紧张。

甲状腺有合成、贮存和分泌甲状腺素的功能。甲状腺素的主要作用是：①加快全身细胞利用氧的效能，加速蛋白质、糖类和脂肪的分解，全面提高人体的代谢，增加热量的产生。②促进人体的生长发育，在出生后影响脑与长骨的生长、发育。

一、单纯性甲状腺肿

（一）概述

单纯甲状腺肿发病率5%，甚至更高，女性好发，缺碘是主要原因。由于离海远的山区饮水和食物中含碘量低，发病者较多，故常称为地方性甲状腺肿。在缺乏碘而仍需甲状腺功能维持身体需要的前提下，垂体前叶促甲状腺激素的产生就增加，导致甲状腺代偿性肿大。病变早期为弥漫性肿大，随着增生和再生反复出现，会出现结节；晚期部分腺泡坏死、出血、囊性变、纤维化、钙化等，可出现质地不等、大小不一的结节，称为结节性甲状腺肿。

除甲状腺素的合成原料碘缺乏病，当机体对甲状腺激素的需要量较正常增高，或其他原因导致甲状腺素合成和分泌障碍时，也会引起甲状腺肿大。前者常见于青春期、妊娠期、绝经期、创伤或感染患者；后者原因众多，可以是大脑皮质—下丘脑—垂体前叶—甲状腺系统任意环节的失调。两者与地方性甲状腺肿的主要不同是，后者往往腺体肿大很突出，并多发生在地方性甲状腺肿的流行区。

（二）护理评估

1.健康史

评估时应询问患者的年龄、月经、生育史、创伤感染情况和居住史，如是否居住于远离海的山区，以及饮食习惯，如是否不吃海带、紫菜等海产品，或者有海产品过敏或禁忌。据报道，卷心菜、花生、菠菜、大豆、豌豆、萝卜等食物可抑制甲状腺素的合成，经常大量进食，亦能导致甲状腺肿大。

2.临床表现

局部表现为主，颈部增粗，颈前肿块。一般无全身症状，基础代谢率正常。甲状腺可有不同程度的肿大，早期两侧呈弥漫性肿大，表面光滑，质地软，可随吞咽上下移动；随后可触及单个或多个结节，增长缓慢。较大腺体压迫周围器官或组织出现压迫症状，可表现为呼吸困难、气管软化、声音嘶哑或吞咽困难。胸骨后甲状腺肿易压迫气管和食管。

3.辅助检查

（1）甲状腺摄^{131}I率测定：缺碘性甲状腺肿可出现摄碘量增高，但吸碘高峰一般正常。

（2）B超检查：有助于发现甲状腺内囊性、实质性或混合性多发结节的存在。

（3）颈部X线检查：可发现不规则的胸骨后甲状腺肿及钙化的结节，还能确定有无气管受压、移位及狭窄的程度。

（4）细针穿刺细胞学检查：病变性质可疑时，可行细针穿刺细胞学检查以确诊。

（三）护理问题

1.焦虑

与疾病、担心手术预后等因素有关。

2.知识缺乏

缺乏进食加碘食盐或含碘丰富的食品的有关知识。

3.疼痛

与手术引起的组织损伤有关。

（四）护理目标

（1）患者紧张情绪缓解或消除，积极配合手术。

（2）患者能够叙述相关知识。

（3）患者疼痛减轻或消失。

（五）护理措施

1.一般护理

（1）皮肤的准备：男性患者刮胡须，女性患者发髻低需要理发。

（2）胃肠道的准备：术前禁食8~12h，禁水4~6h。

（3）体位训练：术前指导患者进行头颈过伸位的训练。

2.心理护理

针对患者术前紧张和担心手术预后进行心理护理。

（1）讲解手术的必要性。

（2）讲解此手术为外科中等手术，手术医师经验丰富。

（3）讲解手术及麻醉方式。

（4）讲解过于紧张会影响手术的进行及麻醉效果。

（5）请手术已经康复的患者与之交流经验体会。

（6）调动社会支持体系，给患者予以协助和鼓励。

3.术后护理

主要针对术后并发症。

（1）出血。术后48h内出现。表现：颈部迅速肿大、呼吸困难、烦躁不安，甚至窒息；伤口渗血或出血。护理如下。①预防术后出血：适当加压包扎伤口敷料。予半坐卧位，减轻术后颈部切口张力。避免大声说话、剧烈咳嗽，以免伤口裂开、出血。术后6h内进食温凉流质、半流质饮食，避免进食过热饮食，减少伤口部位充血。②观察伤口渗血情况及颈后有无渗血；观察患者呼吸情况，有无呼吸困难；观察患者颈部情况，有无颈部肿大。床旁备气管切开包，如发生出血，应立即剪开缝线，消除积血，必要时送手术室止血。

（2）呼吸困难和窒息。表现为颈部压迫感、紧缩感或梗阻感，还可表现为进行性呼吸困难、呼吸费力、烦躁、发绀及气管内痰鸣音。护理如下。①术后24~48h严密观察病情变化：每2h测量血压、脉搏、呼吸1次，观察伤口敷料及引流管引流液的情况，尤应注意颈部敷料有无渗血。②预防术后出血：适当加压包扎伤口敷料。予半坐卧位，减轻术后颈部切口张力。避免大声说话、剧烈咳嗽，以免伤口裂开出血。术后6h内进食温凉流质、半流质饮食，避免进食过热饮食，减少伤口部位充血。③保持呼吸道通畅：指导患者有效咳嗽、排痰的方法并示范，即先深吸一口气，然后用手按压伤口处，快速用力将痰咳出，但避免剧烈咳嗽，以免伤口裂开。痰液黏稠不易排出时，给予雾化吸入，每天2~3次，并协助患者翻身叩背，促进痰液排出。④及时处理：发现患者有颈部紧缩感和压迫感、呼吸困难、烦躁不安、心动加速、发绀时，应立即检查伤口。如果是出血引起，立即就地松开敷料，剪开缝线，敞开切口，迅速除去血肿；如血肿清除后患者呼吸仍无改善，则应立即施行气管切开，并予吸氧；待患者情况好转后，再送手术室进行进一步检查止血和其他处理。⑤术前常规在床旁准备气管切开包和抢救药品。⑥手术后如近期出现呼吸困难，宜先试行插管，插管失败后再做气管切开。

（3）喉返神经损伤。可分暂时性（约2/3以上的患者是暂时性损伤）和持久性损伤两种，评估患者有无声音嘶哑、失声。如果症状出现，注意给予安慰和解释，减轻其恐惧和焦虑，使其积极配合治疗。同时，应用促进神经功能恢复的药物，结合理疗、针灸，促进声带功能的恢复（暂时性损伤可在术后几周内恢复功能）。注意声带的休息，避免不必要的谈话。在后期要多与患者交流，并要求患者尽量用简短的语言回答或点头，亦可使用写字板，鼓励患者自己说出来，提高其自信心，促进声带功能的恢复。

（4）喉上神经损伤。喉上神经外支损伤可引起环颈肌瘫痪，使声带松弛，患者发音产生变化，常感到发音弱、音调低、无力、缺乏共振，最大音量降低。喉上神经内支损伤可使咽喉黏膜的感觉丧失，易引起误咽，尤其是喝水时出现呛咳。要指导患者取坐位进食，或进食半固体饮食。一般理疗后可恢复。

（5）甲状旁腺功能减退。可出现低血钙，表现为面部、口唇周围及手、足针刺感及麻木感或强直感，还可表现为畏光、复视、焦虑、烦躁不安。重者可有面肌和手足阵发性痛性痉挛，甚至喉、膈肌痉挛，出现呼吸困难和窒息。血清钙低于正常。但只要有一枚良好的甲状旁腺保留下来，就可维持甲状旁腺的正常功能，故临床上出现严重的手足抽搐者并不多见。其发生率与甲状腺手术范围及以往手术次数直接相关。如果出现症状，护理上需注意以下事项：

①限制含磷较高的食物：如牛奶、瘦肉、蛋类、鱼类。②症状轻者可口服葡萄糖酸钙2~4g，每日3次，2~3周后损伤的甲状旁腺代偿性增生，症状消失；症状较重者或长期不能恢复者加服维生素D，每日5万~10万U，促进钙在肠道中的吸收。口服二氢谷固醇（AT10）油剂，有提高血清钙含量的特殊作用，从而降低神经肌肉的应激性，效果最好。③抽搐发作：注意患者安全，医护人员不要用手强力按压患者制止抽搐发作，避免受伤。

4. 健康教育

（1）在甲状腺肿流行地区推广加碘食盐：告知居民勿因价格低廉而购买和食用不加碘食盐。日常烹调使用加碘食盐，每10~20kg食盐中均匀加入碘化钾或碘化钠1g

即可满足人体每日的需碘量。

（2）告知患者碘是甲状腺素合成的必需成分：食用高碘含量食品有助于增加体内甲状腺素的合成，改善甲状腺肿大症状。鼓励进食海带、紫菜等含碘丰富海产品。

二、甲状腺功能亢进

（一）概述

1.病因

甲状腺功能亢进（简称甲亢）的原因尚未完全明了，目前多认为它是一种自身免疫病。此外，情绪、应激等因素也被认为对其发病有重要影响。

2.分类

（1）原发性甲亢（Grave病、突眼性甲状腺肿或者毒性甲状腺肿）：最常见，多发于20～40岁，女性较男性发病率高。甲状腺呈弥漫性肿大、对称，有突眼征。

（2）继发性甲亢：少见，多发于40岁以上，甲状腺肿大呈结节性、不对称，一般无突眼。

（3）高功能腺瘤是继发性甲亢的特殊类型：少见，多为单发，无突发。

（二）护理评估

1.健康史

（1）患者的年龄、性别。

（2）患者是否有情绪急躁、容易激动、失眠、两手颤动、怕热、多汗、食欲亢进而体重减轻、消瘦、心悸、胸闷、脉快有力（每分钟脉率在100次以上，休息和睡眠时快）和月经失调等症状。

（3）是否进行过甲状腺手术或者放射治疗。

（4）甲亢的药物治疗情况。

（5）患者及其家属对疾病的认识以及心理反应。

2.临床表现

（1）代谢率增高的表现：食欲亢进、食量大，但反见消瘦、体重下降；多汗、不耐热；紧张、神经过敏、手细颤；心律失常和心悸；皮肤毛发柔弱，易脱落；腹泻。

（2）性格的改变：烦躁易激惹。情绪波动大，可表现为时而兴奋，时而抑郁。言语及动作速度加快。

（3）心血管系统功能改变：患者主诉心悸、心慌。脉快有力，多在每分钟100次以上，休息和睡眠时亦快。脉压增大，常大于40mmHg（5.32kPa）。脉率增快和脉压的增大为重要临床表现。可作为判断病情程度和治疗效果的重要标志。

（4）内分泌紊乱：月经失调、不孕、早产等。

（5）眼征：眩目减少，辐转运动减弱，眼球内聚困难。由于液体积聚在眼眶，球后水肿，造成眼球突出，呈突眼征，但并非必然存在。突眼的严重程度与甲亢的严重程度无明显关系。继发于结节性甲状腺肿的甲亢患者多无突眼征。通常治疗不会改善。

3.辅助检查

（1）基础代谢率（BMR）测定：计算公式为BMR=脉率+脉压−111。BMR正常为±10%，增高至+20%～+30%为轻度甲亢，+30%～+60%为中度甲亢，+60%以上为重度甲亢。

（2）甲状腺摄碘率的测定：给受试者一定剂量的放射性^{131}I，再探测甲状腺摄取^{131}I的程度，可以判断甲状腺的功能状态。正常甲状腺24h摄碘量为人体总量的30%～40%，如果在2h内甲状腺的摄碘量超过了人体总量的25%，或在24h内超过了人体总量的50%，且吸碘高峰提前出现，都提示有甲亢。注意如果患者在近2个月内吃含碘较高的食物如海带、紫菜或服用含碘药物如甲状腺素片、复方碘溶液等，需停药2个月才能做试验，否则影响检测效果。

（3）血清T_3、T_4测定：甲亢时T_3可高出正常值4倍左右，T_4高出正常2.5倍。

（4）B超：甲状腺呈弥漫性或结节性肿大。

（5）心电图（ECG）：显示心动过速或心房颤动，P波和T波改变。

（三）护理问题

1.焦虑

与担心疾病及手术预后等因素有关。

2.活动无耐力

与代谢率增高、氧的供应不能满足机体需要有关。

3.睡眠形态紊乱

与无法耐受炎热、大汗或性情急躁等因素有关

4.营养失调，低于机体需要量

与代谢率增高有关。

5.疼痛

与手术引起的组织损伤有关。

6.潜在并发症

出血、呼吸困难或窒息、喉返神经损伤、喉上神经损伤、甲状旁腺损伤、甲状腺危象等。

（四）护理目标

（1）患者紧张情绪缓解或消除，积极配合手术。

（2）患者活动能力逐渐增强，能满足自我护理要求或患者日常需求得到满足。

（3）患者能得到充足的休息和睡眠。

（4）患者甲亢症状得到控制，体重增加。

（5）患者疼痛减轻或消失。

（6）患者病情变化能够被及时发现和处理。

（五）护理措施

1.一般护理

（1）皮肤的准备：男性患者刮胡须，女性患者发髻低需要理发。

（2）胃肠道的准备：术前禁食8~12h，禁水4~6h。

（3）体位训练：术前指导患者进行头颈过伸位的训练。

（4）术前药物准备：用药目的是降低甲状腺功能和基础代谢率，控制甲亢症状，减轻甲状腺肿大及充血。先使用硫氧嘧啶类抗甲状腺药物，待基础代谢率正常后加用碘剂，适用于重度甲亢患者。硫氧嘧啶类药物主要抑制甲状腺素分泌，但能使甲状腺肿大、充血。加用碘剂可以抑制甲状腺素的释放，并能使腺体缩小、变硬，减少充血，利于手术。常用碘剂为饱和碘化钾溶液，或用Lugol溶液。服用方法有二。①增量法，常用的碘剂是复方碘化钾溶液，每日3次，第1日每次由3滴开始，逐日每次递增1滴，至每次16滴为止。然后，维持此剂量至手术。②恒量法，10滴，每日3次；4~5滴，每日3次。给抗甲状腺药物和碘剂时，多需2~3周或以上方可手术。为缩短术前准备时间，目前常给普萘洛尔口服，替代抗甲状腺药物和碘剂做药物准备。

用药注意事项：①硫氧嘧啶类药物的突出不良反应是白细胞和粒细胞减少。当发现患者有咽痛、发热、皮疹等主诉或症状时，应及时与医生联系，进一步检查分析是否需要停药。②服用碘剂时要将碘溶液滴在水、果汁、牛奶里，并用吸管饮用，以减少碘液的不良味道和对黏膜的刺激及牙齿的损害。切忌将浓的碘剂直接滴入口腔，以免灼伤口腔黏膜，刺激口腔和胃黏膜引起恶心、呕吐、食欲不振等，且要强调一定要按剂量服用。③碘剂不能单独治疗甲亢，仅用于手术前的准备。因为碘剂只能抑制甲状腺激素的释放，而不能抑制其合成。因此，一旦停药，贮存于甲状腺滤泡内的甲状腺球蛋白分解，大量甲状腺激素释放到血液，使甲亢症状加重。④使用普萘洛尔的禁忌证为心脏束支传导阻滞、支气管哮喘。对使用普萘洛尔的患者应监测心率，发现心率低于60次/分时，应及时提醒医生停药。

2.心理护理

针对术前紧张和担心手术预后进行心理护理。多与患者交谈，消除患者的顾虑和恐惧心理，向患者讲解甲亢是一种可治愈的良性疾病。安排通风良好、安静的休息环境，指导患者减少活动，适当卧床，以免体力消耗。限制探视，避免过多外来刺激，使患者情绪稳定。

3.术后并发症的护理

（1）出血，术后48h内出现。表现：颈部迅速肿大、呼吸困难、烦躁不安，甚至窒息；伤口渗血或出血。护理如下。①预防术后出血：适当加压包扎伤口敷料。给予半坐卧位，减轻术后颈部切口张力。避免大声说话、剧烈咳嗽，以免伤口裂开出血。术后6h内进食温凉流质、半流质饮食，避免进食过热饮食，减少伤口部位充血。②观察伤口：观察伤口渗血情况及颈后有无渗血；观察患者呼吸情况，有无呼吸困难；观察患者颈部情况，有无颈部肿大。如发生出血，应立即剪开缝线，清除积血，必要时送手术室止血。③观察伤口引流液颜色、性质、质量，并准确记录。如有异常，及时通知主管医师。

（2）呼吸困难和窒息，表现为颈部压迫感、紧缩感或梗阻感，还可表现为进行性呼吸困难、呼吸费力、烦躁、发绀及气管内痰鸣音。护理如下。①观察病情：术后24～48h严密观察病情变化，每2h测量血压、脉搏、呼吸1次，观察伤口敷料及引流管引流液的情况，尤应注意颈部敷料有无渗血。②预防术后出血：适当加压包扎伤口敷料。给予半坐卧位，减轻术后颈部切口张力。避免大声说话、剧烈咳嗽，以免伤口裂开出血。术后6h内进食温凉流质、半流质饮食，避免进食过热饮食，减少伤口部位充血。③保持呼吸道通畅：指导患者有效咳嗽、排痰的方法并示范，即先深吸一口气，然后用手按压伤口处，快速用力将痰咳出，但避免剧烈咳嗽，以免伤口裂开。痰液黏稠不易排出时，给予雾化吸入，每天2~3次，并协助患者翻身叩背，促进痰液排出。④及时处理：发现患者有颈部紧缩感和压迫感、呼吸困难、烦躁不安、心动加速、发绀时，应立即检查伤口。如果是出血引起，立即就地松开敷料，剪开缝线，敞开切口，迅速除去血肿；如血肿清除后患者呼吸仍无改善，则应立即施行气管切开，并予吸氧；待患者情况好转后，再送手术室进行进一步检查止血和其他处理。⑤术前常规在床旁准备气管切开包和抢救药品。⑥手术后如近期出现呼吸困难，宜先试行插管，插管失败后再做气管切开。

（3）喉返神经损伤，可分暂时性（约2/3以上的患者是暂时性损伤）和持久性损伤两种，评估患者有无声音嘶哑、失声。如果症状出现，注意给予安慰和解释，减轻其恐惧和焦虑，使其积极配合治疗。同时，应用促进神经功能恢复的药物，结合理疗、针灸，促进声带功能的恢复（暂时性损伤可在术后几周内恢复功能）。注意声带的休息，避免不必要的谈话。在后期要多与患者交流，并要求患者尽量用简短的语言回答或点头；亦可使用写字板，鼓励患者自己说出来，提高其自信心，促进声带功能的恢复。

（4）喉上神经损伤，可引起环甲肌瘫痪，使声带松弛，患者发音产生变化，常感到发音弱、音调低、无力、缺乏共振，最大音量降低。喉上神经内支损伤可使咽喉黏膜的感觉丧失，易引起误咽，尤其是喝水时出现呛咳。要指导患者取坐位进食，或进食半固体饮食。一般理疗后可恢复。

（5）甲状旁腺功能减退，可出现低血钙，表现为面部、口唇周围及手、足针刺感及麻木感或强直感，还可表现为畏光、复视、焦虑、烦躁不安。重者可有面肌和手足阵发性痛性痉挛，甚至喉、膈肌痉挛，出现呼吸困难和窒息。查血清钙低于正常。但只要有一枚良好的甲状旁腺保留下来，就可维持甲状旁腺的正常功能，故临床上出现严重的手足抽搐者并不多见。其发生率与甲状腺手术范围及以往手术次数直接相关。如果出现症状，护理上需注意以下事项：

①限制含磷较高的食物，如牛奶、瘦肉、蛋类、鱼类。②症状轻者可口服葡萄糖酸钙2~4g，每日3次，2~3周后损伤的甲状旁腺代偿性增生，症状消失；症状较重者或长期不能恢复者加服维生素D，每日5万~10万U，促进钙在肠道中的吸收。口服二氢谷胆固醇油剂，有提高血清钙含量的特殊作用，从而降低神经肌肉的应激性，效果最好。③抽搐发作时，注意患者安全，医护人员不要用手强力按压患者制止抽搐发

作，避免受伤。

（6）甲状腺危象，原因尚不清楚。表现为术后12～36h内出现高热、脉快且弱（大于120次/分）、烦躁、谵妄，甚至昏迷，常伴恶心、呕吐。如果症状出现，要及时处理。①物理或药物降温，必要时可用冬眠药，使其体温维持在37℃左右。②吸氧，减轻组织缺氧。③静脉输入大量葡萄糖溶液，降低循环血液中的甲状腺激素水平。④烦躁不安、谵妄者，注意患者安全，防止外伤。⑤遵医嘱用药，口服复方碘化钾溶液3～5mL。紧急时用10%碘化钠溶液5～10mL加入10%葡萄糖溶液500mL中静脉滴注；氢化可的松，每日200～400mg，分次静脉滴注，拮抗应激；利血平1～2mg，肌内注射或普萘洛尔5mg加入10%葡萄糖溶液100mL中静脉滴注，以降低周围组织对儿茶酚胺的反应。镇静剂常用苯巴比妥钠100mg或冬眠合剂Ⅱ号半量，肌内注射，6～8h一次；有心衰者加用洋地黄制剂。⑥提供心理支持，减轻恐惧和焦虑，促进症状缓解。

4.健康教育

（1）用药指导：说明甲亢术后继续服药的重要性并督促执行。教会患者正确服用碘剂的方法，如将碘剂滴在饼干、面包等固体食物上，一并服下，以保证剂量准确。

（2）复诊指导：嘱咐出院患者定期至门诊复查，了解甲状腺的功能，出现心悸、手足震颤、抽搐等情况时，及时就诊。

三、甲状腺腺瘤

（一）概述

甲状腺腺瘤是最常见的甲状腺良性肿瘤，多见于40岁以下的女性，病理上可分为滤泡状和乳头状囊性腺瘤两种。前者较常见，乳头状囊性腺瘤少见，不易与乳头状腺癌区别。腺瘤周围有完整的包膜。

（二）护理评估

1.健康史

（1）患者的年龄。

（2）肿物生长速度。

（3）有无压迫症状：①压迫气管：导致呼吸困难。②压迫食管：可致吞咽困难。③压迫静脉：表现为面部瘀血、青紫、水肿、浅表静脉怒张。④压迫神经：喉返神经受压，可引起声带麻痹、声音嘶哑。

2.临床表现

多为单发，表面光滑，边界清，随吞咽上下活动，多无不适，生长缓慢。肿块较大时可有压迫症状。多为实性，部分为囊性，当囊壁血管破裂发生囊内出血时，肿块迅速增大，伴局部胀痛。

3.辅助检查

（1）颈部B超：用来测定甲状腺肿物的大小及其与周围组织的关系。

（2）穿刺细胞学检查：用以明确甲状腺肿块的性质。

（三）护理问题

1.焦虑

与担心手术及预后有关。

2.疼痛

与手术引起的组织损伤有关。

（四）护理目标

（1）患者紧张情绪缓解或消除，积极配合手术。

（2）患者疼痛减轻或消失。

（五）护理措施

1.术前护理

（1）皮肤的准备：男性患者刮胡须，女性患者发髻低需要理发。

（2）胃肠道的准备：术前禁食8～12h，禁水4～6h。

（3）体位训练：术前指导患者进行头颈过伸位的训练。

2.心理护理

针对患者术前紧张和手术预后进行心理护理。

（1）讲解手术的必要性，甲状腺肿瘤若不进行手术治疗，则有恶变的可能。

（2）讲解此手术为外科中等手术，手术医师经验丰富。

（3）讲解手术及麻醉方式。

（4）讲解过于紧张影响手术的进行及麻醉效果。

（5）请手术已经康复的患者与之交流经验体会。

（6）调动社会支持体系给患者以协助和鼓励。

3.术后护理

同单纯性甲状腺肿术后护理。

4.健康教育

术后多做吞咽动作，防止颈前肌粘连；伤口拆线后适当进行颈部运动，防止瘢痕挛缩。定期门诊复查。

四、甲状腺癌

（一）概述

甲状腺癌是最常见的甲状腺恶性肿瘤，发病率因国家和地区而不同，在我国约占全身恶性肿瘤的1%，近年有增长趋势，女性多见。发病年龄不同于一般癌肿，多发于老年人的特点，此病从儿童到老年人都可发生，青壮年占大多数。

（二）护理评估

1.健康史

（1）患者的性别、年龄。

（2）肿物生长速度。

（3）有无压迫症状：呼吸困难、吞咽困难、声音嘶哑、面部瘀血、青紫、水肿、浅表静脉怒张等。

2.临床表现

肿块特点是质硬、不规则、边界不清，随吞咽活动度差。局部淋巴结转移时伴有颈部淋巴结肿大。晚期常因压迫邻近组织如喉返神经、气管、食管、交感神经节而出现相应的压迫症状。

3.辅助检查

（1）颈部B超检查：用来测定甲状腺肿物的大小及其与周围组织的关系。

（2）放射性同位素扫描：多为冷结节或凉结节。

（3）CT-MRI检查：能更清楚地定位病变范围及淋巴结转移灶。

（4）穿刺细胞学检查：用以明确甲状腺肿块的性质。

4.心理—社会因素

近期有无心理应激，如家庭生活、工作等方面。

（三）护理问题

1.焦虑

与甲状腺肿块性质不明、担心手术及预后有关。

2.知识缺乏

缺乏甲状腺手术术前、术后康复知识。

（四）护理目标

（1）患者焦虑减轻，舒适感增加，积极配合治疗。

（2）患者能够叙述相关知识。

（五）护理措施

1.一般护理

（1）皮肤的准备：男性患者刮胡子，女性患者发髻低需要理发。

（2）胃肠道的准备：术前禁食8~12h，禁水4~6h。

（3）体位训练：术前指导患者进行头颈过伸位的训练。

2.心理护理

针对患者术前紧张和担心手术预后进行心理护理。

（1）讲解手术的必要性，若不进行手术治疗，则病情有恶化的可能。

（2）讲解此手术为外科中等手术，手术医师经验丰富。

（3）讲解手术及麻醉方式。

（4）讲解过于紧张影响手术的进行及麻醉效果。

（5）请手术已经康复的患者与之交流经验体会。

（6）调动社会支持体系，给患者以协助和鼓励。

3.术后护理

除不会发生甲状腺危象外，其余同甲状腺功能亢进术后护理。

4.健康教育

（1）甲状腺全部切除的患者需终身服用甲状腺制剂以满足机体对甲状腺素的需要。常用的甲状腺制剂有甲状腺素片、左甲状腺素等。要使患者了解不正确的用药可导致严重心血管合并证。指导患者：①每天按时服药。②出现心慌、多汗、急躁或畏寒、乏力、精神萎靡不振、嗜睡、食欲减退等体内甲状腺激素过多或过少表现时，应及时就诊，以便调整剂量。③不随意自行停药或变更剂量。④随年龄变化，药物剂量有可能需要调整，故最好至少每年到医院复查一次。

（2）不同病理类型的甲状腺癌患者的预后有明显差异，乳头状腺癌恶性程度低，预后较好。指导患者调整心态，积极配合后续治疗。

五、甲状腺结节

（一）概述

甲状腺结节是指在甲状腺内出现的肿块，临床上是一种常见病症，可由甲状腺各种疾病引起，因而怎样区分结节的良、恶性，对如何选择治疗方案有其重要意义。儿童时期出现的甲状腺结节50％为恶性。发生于年轻男性的单发结节，也应警惕恶性的可能。如果患者突然出现甲状腺结节，且短期内发展较快，则恶性的可能性较大，但有些早已存在的乳头状囊性腺瘤，常因重体力劳动或剧烈咳嗽而发生囊内出血时，短期内可迅速增大，应加以区分，后者病变局部常有胀痛感。

（二）护理评估

1.健康史

（1）患者的性别、年龄。

（2）结节生长速度。

（3）有无压迫症状。

2.临床表现

甲状腺单个孤立结节比多个结节的恶性机会大。触诊时，良性腺瘤表面平滑，质地较软，随吞咽移动度大；而腺癌常表现为不平整，质地较韧，随吞咽移动度较小，可同时触及颈部肿大的淋巴结。有时腺癌结节很小，而同侧已有肿大的淋巴结。

3.辅助检查

（1）核素扫描：单个冷结节恶性的可能性较大；温结节多为良性腺瘤，癌的概率较小；热结节则几乎为良性。

（2）B超检查：能测定甲状腺结节大小及数目，可区分甲状腺结节为实质性肿块、囊肿或囊实性，因此，可弥补放射性核素扫描检查的不足。如扫描为冷结节、超声检查为囊性者，则恶性的可能性大大减低。此外，还可经超声定位指导针吸活检。

（3）穿刺细胞学检查：是明确甲状腺结节性质的有效方法。细胞学检查结果阴性，则90％为良性。

（三）护理问题

1.焦虑

与担心甲状腺肿块性质、预后等因素有关。

2.疼痛

与手术引起的组织损伤有关。

（四）护理目标

（1）患者焦虑减轻，舒适感增加，积极配合治疗。

（2）患者疼痛减轻或消失。

（五）护理措施

1.一般护理

（1）皮肤的准备：男性患者刮胡子，女性患者发髻低需要理发。

（2）胃肠道的准备：术前禁食8~12h，禁水4~6h。

（3）体位训练：术前指导患者进行头颈过伸位的训练。

2.心理护理

针对患者术前紧张和担心手术预后进行心理护理。

（1）讲解手术的必要性，若不进行手术治疗，病情有恶化的可能。

（2）讲解此手术为外科中等手术，手术医师经验丰富。

（3）讲解手术及麻醉方式。

（4）讲解过于紧张影响手术的进行及麻醉效果。

（5）请手术已经康复的患者与之交流经验体会。

（6）调动社会支持体系，给患者以协助和鼓励。

3.术后护理

同甲状腺功能亢进术后护理。

4.健康教育

良性肿瘤的健康教育同甲状腺腺瘤，恶性肿瘤的健康教育同甲状腺癌。

（六）最新进展

近年来，随着腔镜手术技能的不断成熟及腔镜手术器械的不断发展，腔镜技术在甲状腺外科中已被广泛使用，如腔镜甲状腺肿物切除术、一侧腺叶切除术和甲状腺大部分切除术，甚至甲状腺全切除合并颈中央区淋巴结清扫术等。这些术式与传统开放的甲状腺手术相比，其术后并发症并无增多，且具有手术损伤小、恢复快、住院时间短以及除颈旁路途径外，术后在身体暴露部位不留下手术瘢痕、能达到较满意的美容效果等优点。

1.腔镜甲状腺手术概况

Gagner等成功进行了首例腔镜甲状旁腺部分切除术；Huscher等报道了腔镜甲状腺

腺叶切除术，两者手术的成功和所取得的满意的美容效果，为腔镜甲状腺手术的开发和推广奠定了基础。从此以后，腔镜甲状腺手术在国内外迅速开展，且未出现手术死亡病例或严重并发症的报道。腔镜甲状腺手术可分为经颈、经胸和经腋入路3种途径。

2.腔镜甲状腺手术后护理

腔镜手术较普通术式术后易发生脂肪液化、皮下积液、皮肤红肿、瘀斑。皮下瘀斑、皮下红肿一般可自行消除，严重者先行冷敷后行热敷，加用活血化瘀药物治疗后可消失。脂肪液化者予拆除乳沟处切口缝线，使其自然引流，定时换药，加用抗生素抗感染后可消失。皮下积液者，量少可自行吸收，量多者用针刺抽吸或切开引流，以防皮瓣坏死。其他护理同甲状腺功能亢进患者术后护理。

第三节 胃十二指肠溃疡

消化性溃疡（PU）是消化系统常见的慢性病之一，其发病与胃酸、胃蛋白酶的消化作用关系密切。可见于酸性胃液接触的任何部位，如食管、胃及十二指肠，也可见于胃肠吻合术后吻合口附近肠襻及含有异位胃黏膜的憩室（如十二指肠憩室、Meckel憩室等）内，其中以胃及十二指肠部位最常见。胃液的消化作用是PU形成的基本条件，胃十二指肠黏膜屏障损害和幽门螺杆菌（HP）感染也是溃疡形成的重要因素。其病理特点为胃或十二指肠内部形成慢性溃疡，临床上以慢性反复发作性上腹痛为主要表现。一般所谓的PU主要是指胃溃疡（GU）和十二指肠溃疡（DU）。

一、病因与发病机制

消化性溃疡的病因和发病机制迄今尚未完全明确。目前认为，溃疡的形成是由于胃、十二指肠黏膜的保护因素和损害因素之间的关系失调所致。

食物的化学性和机械性刺激，胃酸和胃蛋白酶的消化作用等，是对胃黏膜的潜在性损害因素。但因机体具有一系列的保护性机能，如胃黏液、胃黏膜屏障，黏膜细胞的更新高度旺盛，胃肠壁有丰富的血供，碱性十二指肠液中和胃酸的作用，肠抑胃泌素和其他胃肠激素，以及胃、十二指肠正常的节律性运动等。所以在正常生理情况下，胃、十二指肠不会发生溃疡。一旦损害因素增加，或保护因素削弱时，就会导致胃、十二指肠溃疡形成。

二、护理评估

（一）病史

（1）询问有关疾病的诱因和病因，如发病是否与天气变化、饮食不当或情绪激动等有关；有无暴饮暴食、喜食酸辣等刺激性食物的习惯；是否嗜烟酒；有无经常服用阿司匹林等药物；家族中有无患溃疡病者等。

（2）询问疼痛发作的过程，如首次发作的时间；疼痛与进食的关系，是餐后还是空腹出现，有无规律，部分及性质如何，应用何种方法能缓解疼痛；是否伴有恶心、呕吐，嗳气、反酸等其他消化道症状。有无呕血、黑便、频繁呕吐等并发症的征象。此次发病与既往有无不同。曾做过何种检查和治疗，结果如何。

（3）本病病程长，有周期性发作和节律性疼痛的特点，如不重视预防和正规治疗，病情可反复发作并产生并发症，从而影响患者的学习和工作，使患者产生焦虑、急躁情绪。因此，应评估患者及家属对疾病的认识程度，患者有无焦虑或恐惧等心理，了解患者家庭经济状况和社会支持情况，患者所能得到的社区保健资源和服务如何。

（二）身体状况

临床表现不一，少数患者可无症状，或以出血、穿孔等并发症作为首发症状。多数消化性溃疡有慢性过程、周期性发作和节律性疼痛的特点。其发作常与不良精神刺激、情绪波动、饮食失调等有关。

1.症状

患者发生溃疡的部位、性质及机体反应情况因人而异，所以临床表现不一。一些患者没有疼痛，偶感上腹不适。少数患者可以完全无症状，以上消化道出血或穿孔为首发症状。

（1）疼痛：上腹痛是消化性溃疡最主要的症状。疼痛主要由于溃疡灶和其周围炎症受胃酸刺激；溃疡部位肌张力增高或痉挛，使疼痛加重；溃疡或炎症局部的神经感受器痛阈降低，以及大脑对疼痛刺激的耐受性下降。

1）疼痛特征：典型消化性溃疡的疼痛呈慢性、周期性及节律性上腹痛。

①慢性：慢性过程是溃疡病自愈和复发的反复病程，一般少则几年，多则十余年、几十年。②周期性：疼痛的周期性发作是缓解与发作的周期性交替，其间期数周至数月不等，发作与季节、饮食、劳累、精神因素等有关，缓解时意味着溃疡非活动性或愈合。③节律性：节律性疼痛是典型溃疡活动期的特征，主要原因是溃疡灶与胃酸接触有关，当食物进入胃后引起胃酸分泌，因此疼痛与进食、胃酸分泌之间呈明显的节

律性关系。胃溃疡多在餐后0.5~2h疼痛，至下一餐前疼痛消失，即呈现进食—舒适—疼痛—舒适的节律形式，有部分十二指肠溃疡由于夜间胃酸高分泌而发生夜间痛。消化性溃疡出现并发症或伴发胃炎者节律性疼痛消化。

2）疼痛部位：胃溃疡痛多在剑突下正中或偏左侧，十二指肠溃疡痛多在上腹正中或偏右侧。高位或前壁溃疡常向胸部放射，后壁溃疡则放射至脊柱旁的相应部位。

3）疼痛性质：取决于个体对痛的感受反应。多为钝痛、灼痛、饥饿性痛，痛较轻多能忍受，部分患者轻按腹部可减轻疼痛。溃疡病灶向黏膜下层深入时可出现钻痛，溃疡周边充血、瘀血则疼痛加剧。

（2）消化系统其他症状：常有泛酸、嗳气、流涎、恶心、呕吐等可单独或伴同疼痛出现。泛酸和流涎是贲门松弛和迷走神经兴奋的表现。恶心、呕吐多反映溃疡具有较高的活动程度，大量呕吐宿食，提示幽门梗阻。

（3）全身性症状：患者可有失眠等神经官能症的表现和缓脉、多汗等自主神经功能不平衡的症状。疼痛较剧而影响进食者可有消瘦及贫血。

2.体征

发作期间，可有上腹压痛。胃溃疡之压痛点多稍偏左；十二指肠溃疡或幽门溃疡则略偏右。后壁溃疡，尤其是后壁穿透性溃疡，在背部也可有压痛点，位于第七至十二胸椎旁（多数局限于第十至十二胸椎旁）。缓解期一般无明显体征。

3.并发症

（1）出血：出血是消化性溃疡最常见的并发症，十二指肠溃疡比胃溃疡易发生。10%~15%的患者以上消化道出血为首发症状。出血量与被侵蚀的血管大小有关，可表现为呕血或黑便。出血量大时甚至可排鲜血便，出血量小时，粪便隐血试验阳性。

（2）穿孔：穿孔通常是外科急诊，最常发生于十二指肠溃疡。表现为腹部剧痛和急性腹膜炎的体征。当溃疡疼痛变为持续性，进食或用制酸药后长时间疼痛不能缓解，并向背部或两侧上腹部放射时，常提示可能出现穿孔。

（3）幽门梗阻：见于2%~4%的病例，主要由十二指肠溃疡或幽门管溃疡引起。表现为餐后上腹部饱胀，频繁呕吐宿食，严重时可引起水和电解质紊乱，常发生营养不良和体重下降。

（4）癌变：少数胃溃疡可发生癌变，尤其是45岁以上的患者。

（三）实验室及其他检查

1.内镜检查

此检查是诊断消化性溃疡的重要方法，内镜窥视结合活检可确定溃疡的部位、形态、大小、数目及判断良恶性。

2.X线检查

溃疡的X线直接征象为龛影，胃小弯溃疡常可显示腔外龛影，十二指肠溃疡则龛影不易显示，常表现为球部变形、激惹和压痛，但球部炎症及溃疡愈合也可有此征象。应用气钡双盈造影，阳性率可达80％。

3.胃液分析

十二指肠球部溃疡患者BAO、MAO多数增加，而胃溃疡则大多正常或偏低。

4.粪便隐血检查

经食3d素食后，如粪便隐血试验阳性，提示溃疡有活动性，经正规治疗后，多在1~2周转阴。

5.幽门螺杆菌检查

胃镜检查时取活检组织以检测幽门螺杆菌之有无。

三、护理措施

（一）一般护理

（1）安排患者入住环境安静的病室，以减少刺激，消除焦虑；经常与患者接触，向患者说明本病的发病规律及治疗效果，增强其对治疗的信心；指导患者保持乐观的情绪和采用放松疗法，分散患者的注意力。

（2）告知患者合理饮食的重要性，指导规律进餐，少食多餐，即每日安排4~5餐，定时进餐，使胃酸分泌有规律；每餐不宜过饱，以免胃窦部过度扩张而刺激胃酸分泌。进餐要充分咀嚼，以助消化。选择营养丰富、易消化的食物，主食以面食为主，因其较柔软易消化、含碱能中和胃酸；不习惯面食则以软饭、米粥代替。蛋白质类食物具有中和胃酸的作用，适量的摄取牛奶能稀释胃酸，宜安排在两餐之间饮用；但牛奶中的钙质可刺激胃酸分泌，故不宜多饮。忌食刺激性食物，如酸辣、生冷、油炸、多纤维素食物；浓茶、咖啡、酒类能增加胃酸分泌、均应禁忌；过冷过热的食物也会刺激胃黏膜，故食物温度以接近体温为宜。

（二）病情观察与护理

1.注意观察疼痛的部位、时间、性质与饮食、药物的关系如上腹部出现难以忍受的剧痛，继而全腹痛，伴恶心呕吐、面色苍白、血压下降、出冷汗等休克表现，检查腹部发现腹肌紧张，全腹有压痛、反跳痛，肝浊音界缩小或消失，应考虑是否有溃疡病穿孔，并及时通知医生。禁食、迅速备血、输液及做好术前准备，及时插胃管行胃肠减压，抽取胃内容物，以防止腹腔继续污染，争取穿孔后6～12h内紧急手术。若疼痛的节律性出现改变，服制酸剂治疗无效，同时伴食欲不振，应考虑有癌变之可能，应报告医生，并协助进一步检查，以明确诊断，及早进行治疗。

2.注意观察呕吐的量、性质及气味

如吐出隔日或隔餐食物，量多，伴有酸臭气味，吐后症状缓解，检查上腹部常见到胃蠕动波、振水音，则应考虑有幽门梗阻的可能。轻度患者可给予流质饮食，准确记录液体出入量，定时复查血液电解质。重度患者应禁食，补充液体，注意水、电解质和酸碱平衡，若经内科治疗病情未见改善，则可能因溃疡周围结缔组织增生形成瘢痕、痉挛收缩而造成幽门梗阻，应做好术前准备，进行外科手术治疗。

3.观察大便的颜色、质量

溃疡病并发出血可有黑便，应注意观察大便的颜色、量，并注意是否有头晕、恶心、口渴、上腹部不适等呕血先兆症状。发现异常，及时报告医生并协助处理。

4.注意观察药物治疗的效果及不良反应

备好止血药物及有关抢救器械，并熟练掌握药物性能及操作规程与方法。

第四节　肝癌

一、概述

肝肿瘤分为良性和恶性两种。良性肿瘤较少见，主要有血管瘤、腺瘤等。恶性肿瘤常见的是肝癌，它又分为原发性和继发性两种，继发性肝癌多由结肠癌、直肠癌、肺癌或其他部位恶性肿瘤转移而来。原发性肝癌是我国常见的恶性肿瘤之一，尤以东南沿海地区多见，发病年龄多在40～60岁，男多于女。

二、病因

原发性肝癌发病机制尚未确定，病毒性肝炎、肝硬化、黄曲霉毒素等化学毒素与本病发生有较密切的关系。

三、护理措施

（一）术前护理

1.心理护理

为患者创造一个安静的环境，教会一些消除焦虑的方法，消除紧张心理，帮助患者树立战胜疾病的信心，使其接受和配合治疗。

2.注意观察病情的突然变化

在术前护理过程中，有可能发生多种并发症，如肝癌破裂、上消化道出血等。注意检查肝功能和凝血功能。

3.纠正营养失调和保肝疗法

高蛋白质、高热量，高纤维素饮食，按医嘱给予白蛋白、血浆及全血，纠正营养不良、贫血、低蛋白血症及凝血功能障碍。给予保肝药物。

4.体液过多护理

给予白蛋白、血浆后，可提高胶体渗透压，减少腹水。观察记录每日尿量、尿比重等变化，定期测量腹围及下肢水肿程度，指导患者低盐饮食。用呋塞米时注意补钾，防止电解质发生紊乱。

5.疼痛护理

协助患者转移注意力，必要时药物止痛。

6.改善凝血功能

给予维生素K，改善凝血功能。

7.肠道准备

术前3天口服肠道不吸收抗生素。术前1天清洁洗肠，减少血氨来源，用酸性溶液灌肠，禁用肥皂水灌肠。

8.患者自身准备

教会患者做深呼吸，有效咳嗽及翻身，在床上练习卧位排尿排便。

9.其他

手术前一般放置胃管，备足血液。凝血功能差者，尚需准备纤维蛋白原、冷沉淀及新鲜冰冻血浆。

（二）手术后护理

1.严密观察病情变化

随时监测生命体征，保持腹腔引流通畅，严密观察腹腔引流的量和性质；观察肢端末梢循环状况，如出现腹腔引流血性液体过多、脉搏明显加快、血压不稳等表现，应立即通知医生。密切观察患者神志状况，如有无嗜睡、烦躁不安等肝昏迷前驱症状。注意胃管内的引流情况。注意血电解质和酸碱平衡各项生化指标的测定。定期复查肝功能。

2.疼痛的护理

采用镇痛泵镇痛，遵医嘱给予止痛剂。

3.饮食

术后第1天禁食、输液，第二天可少量饮水，第三天如排气可开始进流食。

4.体位和活动

术后病情平稳后给予半卧位，鼓励咳嗽，协助翻身；要避免过早起床活动，尤其是肝叶切除术，以防止术后肝断面出血。

5.加强营养

手术后继续给予白蛋白、新鲜冷冻血浆，提高机体血浆胶体渗透压，减少腹水发生。给予静脉营养支持，保证热量供给，氨基酸以支链氨基酸为主。正确输液以维持水、电解质和酸碱平衡。

6.预防感染

手术后常规给予有效抗生素至体温、血象正常。保持腹腔引流通畅是预防腹腔感染的重要措施，应加强对腹腔引流管的护理。

7.肝昏迷防治

注意肝昏迷的防治。

8.化疗、放疗护理

注意药物的毒性反应，包括皮肤、胃肠道、骨髓抑制等反应。定期检查血象。

（三）健康教育

（1）摄取适宜的饮食，多吃含蛋白质的食物和新鲜水果蔬菜，增强身体对手术的耐受力，提高手术后康复水平。

（2）适当活动，注意休息。

（3）坚持手术后综合治疗，按时服药。

（4）定期复查：动态观察AFP、B超或CT结果，注意有无肝癌的复发和转移。

第十一章 心胸外科常见疾病的护理

第一节 食管癌

食管癌（carcinoma of esophagus）是我国较常见的一种恶性肿瘤，发病年龄多＞40岁，发病率男性多于女性，为（2～4）：1。有明显的地理分布特点，人群分布与年龄、性别、职业、种族、地理、生活环境、饮食习惯、遗传易感性有一定关系。

一、病因与发病机制

病因至今尚未明确。根据流行病学调查及病因学研究资料表明，食管癌可能是多种因素所致的疾病，与下列因素有关：①长期进食含亚硝酸铵类高的食物，以及食物中微量元素（钼、铜、锌、铁、氟、硒）的缺乏。②嗜好烈性烟草。③长期食物刺激，如食物过硬、过热，进食过快，长期饮用烈性酒等，导致食管黏膜慢性损伤、炎性增生、癌变。④食管的慢性炎症，如口腔的慢性感染或龋齿、食管炎等。⑤维生素A、维生素B_2、维生素C的缺乏。⑥遗传因素。⑦真菌污染，如食用霉变食物等。

临床上以中段食管癌较为常见，下段次之，上段较少。多系鳞癌，贲门部腺癌也可向上延伸累及食管下段。

根据病理形态为4型。①髓质型：约占70%，管壁明显增厚并向腔内外扩展，癌肿浸润食管壁各层及四周，恶性程度高。②蕈伞型：癌症向腔内生长，边缘明显，突出如蘑菇。③溃疡型。癌疡形成凹陷的溃疡，深入肌层，阻塞程度较轻。④缩窄型（硬化型）。癌症环形生长，造成管腔狭窄，较早出现阻塞。

扩散及转移有3种方式：①淋巴转移为主要途径。②在食管壁内及其周围组织中的直接扩散。③通过血液循环的远部转移，血行转移发生较晚。

二、临床表现

早期无明显临床症状，在吞咽粗硬食物时偶有梗阻感或呃逆，咽部或食管内异物感。部分患者出现胸骨后闷胀不适或烧灼痛，食物通过缓慢，有哽噎停滞感，常通过吞咽水后缓解，症状时轻时重，常被忽视，随病情发展症状逐渐加重。

中晚期食管癌典型症状为进行性吞咽困难，先是硬食咽下缓慢，继而只能进半流质、流质，严重者滴水不进，并频繁呕吐黏液，患者明显脱水。癌症引起的食管痉挛、水肿炎症消退或癌症脱落后梗阻症状可暂　时减轻。癌症侵犯喉返神经，可出现声音嘶哑；侵入主动脉，可引起大呕血；侵入气管，可形成食管气管瘘，多见于上、中段食管癌；高度阻塞可致食物反流入呼吸道，引起进食时呛咳及肺部感染；持续胸痛或背痛表示为晚期症状，癌症已侵犯食管外组织，提示手术切除困难。晚期出现消瘦、乏力、贫血、低蛋白血症等。若有肝、脑等脏器转移，可出现黄疸、腹水、昏迷等症状。

三、护理

（一）术前护理

1.护理目标

（1）患者紧张感减轻，信任感增加。

（2）患者能获得足够的营养。

（3）患者能应用缓解疼痛的方法，自述舒适感有所增加。

（4）患者了解有关疾病的知识、治疗方法、围手术期的配合。

（5）改变不良生活习惯，积极配合手术和治疗。

2.护理措施

（1）心理护理：患者有进行性吞咽困难，日益消瘦，对手术的耐受能力差。对所患疾病有部分或全面的认识，求生的欲望十分强烈，既迫切希望早日手术切除病灶，同时又对手术产生一定程度的恐惧心理，担心手术的失败，是否出现手术意外或其他并发症，以及愈后的生活质量、经济承受能力等。因此，表现出明显的情绪低落、焦虑、失眠和食欲下降。护士应针对患者的心理状态进行安慰、解释和鼓励，建立充分信赖的护患关系，使患者认识到手术及其配合的重要性，鼓励患者树立战胜疾病的信心，努力为患者创造一个安静、舒适的治疗环境，必要时应用镇静、镇痛或安眠药物。

（2）生命体征监测：术前检测患者的生命体征、一般健康状况、心肺功能等。多数食管癌患者年龄＞50岁，常合并有高血压、冠心病、慢性支气管炎等疾病，术前应根据情况进行相应的对症治疗，改善患者的手术耐受性。

（3）营养支持：因患者有不同程度的营养不良、水、电解质失衡，使机体对手术的耐受力下降。术前应评估患者的营养状况、水、电解质失衡的程度，指导患者合理膳食营养。对尚能进食者，应给予高热量、高蛋白质、高维生素的流质或半流质饮食；不能进食者，应静脉补充水分、电解质和热量。有贫血和低蛋白血症者，应输血或血浆蛋白予以纠正，对长期不能进食且一般情况差者，可行空肠造瘘喂食。术前需做血钾、钠、氯含量测定，必要时做血气分析。

（4）口腔卫生：保持口腔清洁卫生与术后吻合口愈合至关重要。口腔的细菌易在食管梗阻或狭窄部位滞留、繁殖，造成局部感染，影响术后吻合口的愈合。因此，术前应积极治疗口腔慢性病灶，保持口腔清洁卫生，呕吐后给予漱口，以消除口臭，促进食欲。

（5）呼吸道准备：有长期吸烟史或伴有慢性支气管炎、肺气肿、肺功能较差者，术前2周应劝其严格戒烟，加强排痰，合理应用抗生素控制呼吸道感染。排痰困难者，给予超声雾化吸入。术前训练患者有效咳嗽、排痰和腹式深呼吸的方法，以利于术后能主动有效咳嗽、排痰，达到增加肺部通气量，改善缺氧，预防术后肺炎、肺不张，减轻伤口疼痛的目的。

（6）胃肠道准备：食管癌可导致不同程度梗阻和炎症，口服抗生素溶液可起到局部消炎抗感染作用。术前1周常规应用庆大霉素、甲硝唑（甲硝唑）分次口服。

术前3d流质饮食，术前8h禁食水，并用0.5％～1％肥皂水灌肠。

有食物潴留或进食后反流者，术前晚用甲硝唑100mg、庆大霉素16U加生理盐水100mL经鼻胃管冲洗食管及胃，可减轻局部充血水肿，减少术中污染，防止吻合口瘘。

拟行结肠代食管手术患者，术前须按结肠手术准备护理。术前3～5d口服肠道抗生素，如甲硝唑、庆大霉素等。术前2d改无渣饮食，术前晚行清洁灌肠或全肠道灌肠后禁食水。

指导患者配合插入鼻胃管的方法，解释插入胃管的目的及重要性，用于术后减压、减轻腹胀，有利于吻合口愈合。术前常规插入胃管和十二指肠滴液管，对有梗阻部位不易插入者，可将鼻胃管置于梗阻部位上端，待手术中再置于胃内，以免戳穿食管。

明确告知患者术后几日需禁食的重要性，并严格按照医嘱恢复进食时间。

术前须训练床上排便。

（二）术后护理

1.护理目标

（1）患者呼吸频率、节律正常，无缺氧症状。

（2）患者的呼吸道通畅，能进行有效的咳嗽、排痰。

（3）维持正常的体液平衡和血容量。

（4）患者的卧位正确，能进行床上活动，并能得到满意的基本生活需要。

（5）减轻疼痛，患者情绪稳定。

（6）患者营养状况得到改善，体重无降低或有增加。

（7）胃管、胸腔引流管保持通畅，引流量和性质在正常范围。

（8）避免或及时发现感染和其他术后并发症。

（9）获得与本疾病有关的健康知识。

2.护理措施

（1）生命体征监测：食管手术对患者损伤较重，并对呼吸循环功能造成一定程度影响，须严密观察病情变化，术后24h内，注意患者的呼吸、脉搏、血压，每10～30min测量1次，并做详细记录；同时观察患者神志、面色、末梢循环、中心静脉压变化。病情稳定后改每1～2h1次，次日改为每3～4h1次。若血压增高，多为伤口疼痛、缺氧、输血、输液过快所致；血压下降，多为失血过多、心功能不全、心律失常或补液不足等原因引起。中心静脉压（CVP）>1.176kPa（12cmH$_2$O），多为心功能不全或高血容量所致；<0.49kPa（5cmH$_2$O）表示血容量不足。若术后体温持续增高，应查明原因，及时处理。对合并糖尿病使用胰岛素治疗的老年患者，应防止低血压冠状动脉供血不足并发急性心肌梗死。

（2）安置适当体位：患者清醒前应取平卧位，清醒后若一般情况平稳，应取半卧位，以利于呼吸和胸膜腔引流。食管癌、贲门癌切除术后，可发生反流性食管炎，患者有恶心、呕吐、胃灼热等症状，平卧时加重，嘱患者饭后2h内不要平卧，睡眠时把枕头垫高或半卧位。

（3）呼吸道护理：食管癌术后易发生呼吸困难、缺氧，并发肺不张、肺炎，甚至呼吸衰竭。术后应密切观察呼吸状态、频率和节律的变化，听诊双肺呼吸音是否清晰，有无缺氧症状。气管拔管前，随时吸痰，保持呼吸道通畅。术后应鼓励患者早期咳嗽排痰，指导患者正确咳痰，进行腹式呼吸、练习吹气球或吸深呼吸训练器，促进肺膨胀。对痰液黏稠者，可行超声雾化吸入；对于排痰困难影响呼吸功能者，应行纤维导管支气管镜吸痰或经鼻气管内导管负压吸引，必要时进行气管切开。

（4）密切观察胸腔闭式引流量及性质：若术后3h内引流量≥100mL，颜色呈鲜红色并有较多凝血块，患者出现休克早期症状，应考虑有活动出血；引流液中有食物残渣，提示有食管吻合口瘘；引流液量增多，且颜色浑浊，提示出现乳糜胸，应及时报告医生，采取相应措施，明确诊断，予以处理。拔管指征为术后2~3d胸腔闭式引流出的暗红色血性液颜色逐渐变淡，量减少，24h量<50mL，可拔除引流管。拔管后注意伤口有无渗血、胸闷、气促等胸腔内较多残留积液的现象，如有异常及时报告医生，X线胸片证实后行胸穿排液。

（5）胃肠减压的护理：持续胃肠减压，严密观察引流量、性状、气味并准确记录。术后24~48h引流出少量血性或咖啡色液体，应视为正常，如引流出大量鲜血或血性液，应考虑吻合口出血，立即报告医生处理。胃肠减压管应保留3~5d，以减少吻合口张力，利于愈合。注意胃管连接准确，固定牢靠，防止脱出。保持引流通畅，经常挤压胃管，引流不畅者，可用少量生理盐水冲洗并及时回抽，避免胃扩张使吻合口张力增加，并发吻合口瘘。

（6）饮食护理：因食管缺少浆膜层，故吻合口愈合较慢。术后3~4d，吻合口处于充血水肿期，胃肠蠕动尚未恢复正常，应严格禁食水，禁食期间持续胃肠减压，注意静脉补充营养，除补给足够热量和液体量外，尚需补充电解质或加用高能量合剂。注意口腔护理，给予多贝液漱口。术后3~4d，待肛门排气，胃肠减压引流量减少后，可拔除胃管。停止胃肠减压24h后，如病情无特殊变化，可给予清流食，每2h1次，每次60~100mL，间隔期间可给等量水。如无反应，可逐日增量，2周后改无渣半流质饮食，3周后可进普食，但应注意少食多餐，防止进食过快、过量，避免进食生、冷、硬食物（包括质硬的药片和带骨刺的肉类、花生、豆类等），以免导致晚期吻合口瘘。进食时出现呕吐，多因进食过快、过量或因吻合口水肿引起，严重者应禁食，3~4d待水肿消退后再继续进食。食管胃吻合术后，患者可出现胸闷、进食后呼吸困难，多为手术牵拉引起，1~2个月后症状可缓解。术后3~4周再次出现吞咽困难，应考虑吻合口狭窄，可行食管扩张术。

（7）胃肠造瘘术后的护理：胃造瘘管用胶布稳妥固定于皮肤处，其外端用纱布包裹弯曲、扎紧、固定。

注意观察造瘘口周围的敷料有无渗出液或胃液漏出，及时更换敷料，周围皮肤涂以10%氧化锌软膏或凡士林纱布保护，防止皮肤被胃液侵蚀发生皮炎。无特殊情况，术后48h按医嘱由胃造瘘管灌食，第一次灌注饮食前，应先滴注温热的5%葡萄糖溶液，如无漏出可逐渐增量。滴注要素饮食，每次300～500mL，70～80滴/分。对于永久性胃造瘘的患者，须预防腹泻，注意维生素的补充，可滴注牛奶、蛋花、果汁、米汤、肉末汤等流质饮食。

（8）结肠代食管（食管重建）术后护理：保持置入结肠襻内的减压管通畅，如减压管内吸出大量血性液或呕吐大量咖啡样液，并伴全身中毒症状，应考虑吻合口的结肠襻坏死，立即通知医生配合抢救。注意观察腹部体征，发现异常及时通知医生处理。鼓励患者多翻身或早期下床活动，以防因腹胀引起不适。结肠 代食管的患者，因结肠液逆蠕动进入口腔，患者常嗅到粪便气味，耐心解释原因，注意口腔卫生，一般半年后症状逐步缓解。

（9）并发症的护理

1）吻合口瘘：吻合口瘘是食管癌术后最严重的并发症，多发生在术后5～10d，死亡率达50%。原因是多方面的，食管有其本身的解剖特点，如无浆膜，肌纤维脆弱；血液供应呈节段性，游离太长易造成吻合口缺血；手术缝合时吻合口张力太大，以及感染、营养不良、贫血、低蛋白血症等均易并发吻合口瘘。

其临床表现为：高热、呼吸困难、胸部剧痛不能忍受；患侧呼吸音低、叩诊浊音、白细胞计数升高，甚至发生休克或菌血症。

处理原则：①立即禁食，行胸腔闭式引流，促使肺膨胀。②选择有效抗生素抗感染。③补充足够的营养和热量，可选用完全胃肠内营养（TEN）经胃造口灌食治疗。④严密观察生命体征，积极抗休克治疗。适当处理一般在6周左右自愈，需再次手术者，须完善术前准备。

2）乳糜胸：多因术中伤及胸导管所致，一般发生在术后2～10d，少数病例可在2～3周后出现。术后早期由于禁食，乳糜液含脂肪甚少，胸腔引流液可为淡血性或淡黄色，量较多；恢复进食后，乳糜液漏出增多，大量积聚在胸腔内，可压迫肺及纵隔向健侧移位。患者表现为胸闷、气急、心悸，甚至血压下降。由于乳糜液＞95％是水，并含大量脂肪、蛋白质、胆固醇、酶、抗体和电解质，如治疗不及时，可短期内造成全身消耗性衰竭死亡。因此，应密切观察有无上述症状，发现异常，即行胸腔闭式引流术或胸导管结扎术。

第二节　肺癌

肺癌源发于支气管黏膜及其腺体的上皮细胞，也称支气管肺癌。肺癌是我国增长率最快的恶性肿瘤，其发生率为全身恶性肿瘤总数的15％，大气被污染的工矿区，肺癌的发病率较高，病因尚不明确。在国外，认为吸烟是重要的致病因素。有些肺癌是在结核病的基础上发生的。多数为原发性，部分属于转移癌。

一、病理

分型肺癌病理分型有：①鳞状上皮细胞癌多为中心型，由淋巴转移，预后较好。②腺癌多为周围型，为血源性转移，女性多见。③未分化癌包括大细胞癌多为中心型，由淋巴或血源转移及小细胞癌中心型多于周围型，由血源或淋巴转移，预后最差。④肺泡癌长自肺泡，预后较好。

二、临床表现

肺癌的症状与癌肿的部位、大小、是否压迫和侵犯邻近器官以及有无转移等情况有关。约1/5的患者无症状，只在体检做X线胸片或因其他疾病检查时发现。咳嗽为常见初发症状，多为干咳。病情加重后有带血丝的痰液，大咯血已属肺癌晚期。肿瘤侵犯胸膜引起胸痛。如肿瘤堵塞支气管则引起肺不张、肺炎或肺脓肿。肿瘤长在气管内，常有哮喘及气急。肿瘤侵犯喉返神经可引起声音嘶哑，压迫上腔静脉引起上腔静脉压迫综合征。当肿瘤达胸膜表面时，产生胸膜腔积液。

位于上叶尖部的肺癌称肺尖癌即Pancoast瘤，因侵犯肋骨、臂丛神经及交感神经，常引起剧痛、轻瘫和霍纳（Horner）征，表现为患侧眼睑下垂、瞳孔缩小、眼球内陷及面部无汗。如无并发症，一般无缩小、眼球内陷及面部无汗。一般无阳性体征。X线检查是主要的诊断方法。肺癌的X线片特征是在肺部有一块状阴影，边缘不清或呈分叶状，周围有毛刺。阴影接近肺门，称中央型，近边缘称周围型。如支气管梗阻可有肺不张；如肿瘤坏死可见空洞（多为鳞癌）。痰的细胞学检查阳性率可达70％～80％。

纤维支气管镜检查可做活检，必要时做肺穿刺或开胸探查。

三、护理措施

①做好术前检查，如心电图、肺功能检查，肝、肾功能和血糖等生化检查，并劝说患者立即戒烟。②观察患者有无咳痰及咯血，记录其性状和数量。如需做痰细胞学检查，则应告诉其如何留取标本。③对有紧张、焦虑情绪，甚至丧失治疗信心的患者，需耐心地给予心理疏导，用成功的病例鼓励和增强其治疗疾病的信心。④告诉患者术后有关注意事项及如何配合治疗。如术后有胸带，要扎胸带；术前要练习腹式呼吸；术后2~3d不能下床，不习惯在床上大小便者术前要进行训练。⑤术后严密观察病情，并定时测量和记录脉搏、血压和呼吸的变化。⑥经常挤压胸腔引流管，保持其通畅，并注意观察其引流液的性状、速度和量。⑦鼓励和协助患者咳嗽、排痰。如痰液黏稠，可定时做气管内雾化吸入，并协助患者翻身拍背。必要时可用鼻导管吸痰。⑧指导患者早期进行肢体锻炼和下床活动，鼓励和帮助患者进行呼吸锻炼，以促使右肺尽早膨胀，减少术后并发症。胸痛剧烈者，可适时给予镇静、止痛剂。

第三节 先天性心脏病

先天性心脏病是指先天发育异常而未能自愈的一组心脏病，临床上将先天性心脏病分为发绀型和非发绀型两大类。

发绀型先天性心脏病是静脉血液通过心腔内异常通道从右心向左心分流，未经氧合的静脉血与动脉血相混，使体循环血液中氧含量减少，临床上出现发绀症状。以法洛四联症（TOF）最常见，其次有：法洛三联症、大动脉转位（TGA）、三尖瓣闭锁、肺静脉异位引流、右心室双出口（DORV）、Eisenmenger综合征等。

非发绀型先天性心脏病较常见，心内外无明显分流或合并左向右分流，即左心的氧合血通过心脏异常通路流入右心。常见的有动脉导管未闭、房间隔缺损、室间隔缺损、肺动脉瓣狭窄、主动脉瓣狭窄、主动脉缩窄等。

一、动脉导管未闭（PDA）

PDA是指出生后动脉导管未闭合形成的主动脉和肺动脉之间的异常通道，是最常见的先天性心脏病之一，约占先心病总数的15%。

（一）病因与发病机制

动脉导管在胎儿发育时期是胎儿血液循环的主要通道，一般在出生后数小时动脉导管即开始功能性关闭，多数婴儿在出生4周后导管逐渐闭合，12周后才完全闭锁，逐步退化为动脉导管韧带。如不能闭合，则形成PDA。

压力高的主动脉血流通过导管分流到压力低的肺动脉内，增加了肺循环血量。左心室为维持全身血液循环，需增加心排血量2～4倍，左心负荷增加，致左心室肥大，甚至左心衰竭。肺循环血容量的增加，导致肺小动脉反应性痉挛，后继发管壁增厚、纤维化，使肺动脉压力升高，当肺动脉等于或超过主动脉压时，左向右分流消失，逆转为右向左分流，临床上出现发绀，导致艾森曼格（Eisenmenger）综合征，因肺动脉高压右心衰竭而死亡。

（二）临床表现

（1）导管细小者症状常不明显，多在查体时发现。导管粗，分流量大者，可有反复呼吸道感染、肺炎、呼吸困难甚至心力衰竭。

（2）胸骨左缘第2肋间闻及连续性机械样杂音，向锁骨上及颈部传导，可触及震颤。多数患者脉压增宽，有水冲脉、股动脉枪击音和毛细血管搏动征，晚期重度肺动脉高压患者轻度活动即可出现气促和发绀。

（三）护理

（1）严密监测血压，预防反跳性高血压发生。

（2）手术并发症有喉返神经麻痹、乳糜胸、膈神经麻痹，故应注意观察胸腔引流的色、量，观察呼吸幅度及有无声音嘶哑等症状。

二、房间隔缺损

胚胎发育过程中，房间隔发育不良或吸收过度导致两心房间存在通路，称房间隔缺损（ASD）。

（一）病因与发病机制

在胚胎时期原只有一个心房，约在第4周末，心房开始变成双叶状，在双叶之间有一新月形嵴由心房壁的后上方向前下方生长，为原发房间隔，如房间隔发育不全则形成两心房间通路。

由于左心房压力高于右心房压力，故左心房血液通过缺损向右心房分流，婴幼儿期，左右心房压力接近，分流量小，临床症状不明显。随着年龄增长，房压差增大，左向右分流量逐渐增多，使右心房、右心室及肺动脉血流增加，致右心房、右心室肥大；甚至心力衰竭。合并肺动脉高压产生逆向分流时，临床上可出现发绀。

（二）临床表现

一般到青年期才出现明显症状。

（1）劳累后心悸、气促、心房颤动、易于疲劳。

（2）新生儿患者可出现发绀，多见于巨大房缺患者，啼哭时发绀加重。

（3）患者多无明显发育异常，叩诊可发现心浊音界扩大。

（4）肺动脉瓣区可闻及Ⅱ~Ⅲ级吹风样收缩期杂音。

（三）护理

严密观察心率、心律变化，预防窦性心律失常的发生。

三、法洛四联症

法洛四联症（TOF）为最常见的发绀型先天性心脏病，约占先天性心脏病的1/3，占发绀型先天性心脏病的50%，包括主动脉骑跨、右室流出道狭窄、室间隔缺损和右心室肥大联合心脏畸形。

（一）病因与发病机制

右室流出道狭窄使右心排血受阻，右心室压力上升（同时主动脉向右侧骑跨，右心室静脉血直接进入主动脉），产生右向左分流，致使动脉血氧饱和度下降，出现发绀、肺循环血流量减少。为代偿缺氧，红细胞数和血红蛋白量都显著增多。

（二）临床表现

（1）患儿早期即出现发绀，尤其哭闹时显著，喂养困难，且逐年加重。

（2）喜蹲踞是TOF的特征姿态。蹲踞时体循环阻力增加，右向左分流量减少，同时因回心血量增加，肺循环血流量增加，低血氧得以缓解，缺氧症状减轻。

（3）口唇、甲床发绀，杵状指（趾）。

（4）发育迟缓。

（三）护理

（1）TOF患者由于术前血流动力学的改变，右向左分流，给体内各脏器造成缺氧现象，一般术前吸氧3~5d，有助于改善各脏器缺氧状况。

（2）术前发绀严重或有晕厥史者应每日吸氧3~4次，每次15~30min，必要时给予持续低流量吸氧。防止患儿哭闹，喂奶、吃饭时勿过饱、过急，避免缺氧性发作的发生。

（3）TOF患者红细胞增多，血液浓缩，易产生血栓，故要鼓励患者多饮水，尤其是有发热、腹泻或天热多汗情况下，更需补充液体，以免引起血管栓塞。

（4）TOF术后最常见的并发症即低心排综合征。临床上出现血压低、心率快、脉细弱、末梢皮肤湿冷、苍白、花纹、尿少、心排指数$<2.0L/(min \cdot m^2)$。术后严密监测生命体征，保证血管活性药物准确输入。

（5）有些TOF患者由于侧支循环丰富，易并发肺部感染，且体外循环灌注后，易出现肺水肿等肺部并发症，故加强肺部护理很重要。

第十二章　骨外科疾病患者的护理

第一节　脊柱骨折

一、病因

间接暴力是导致脊柱骨折的主要原因，少数因直接暴力所致。脊柱运动有六种：在X轴上有屈、伸和侧方移动；在Y轴上有压缩、牵拉和旋转；在Z轴上有侧屈和前、后方向的移动。暴力的方向可以通过X、Y、Z轴，有三种力量作用于中轴，即轴向的压缩、轴向的牵拉和在横断面上的移动。

二、分类

临床上根据致伤机制、损伤部位、稳定性等有不同的分类方法。

1.根据受伤时暴力作用的方向分类

（1）压缩骨折：可分为屈曲压缩力和垂直压缩力造成的两类骨折，垂直压缩骨折，椎间盘突入椎体中，椎体粉碎骨折，称之为爆裂骨折。

（2）屈曲–分离骨折：为椎体水平状撕裂性损伤。此型损伤产生前柱压缩，而后、中柱产生张力性损伤，可伴韧带或椎间盘的脊柱三柱均发生损伤，称之为Chance骨折。

（3）旋转骨折：一般伴有屈曲损伤或压缩损伤。屈曲损伤见于矢状面或冠状面的损伤；压缩损伤，即在轴向旋转载荷时产生的椎体侧方压缩骨折，常合并对侧旋转损伤。

（4）伸展—分离骨折：脊柱呈过伸位承受外力，如向前跌倒，前额着地。颈椎过伸位损伤可表现为椎弓骨折、棘突骨折、椎体前下缘骨折。

2.Armstrong–Denis分类

是目前国内外通用的分类方法。根据三柱理论将脊柱分为前柱、中柱和后柱。前柱包括前纵韧带、椎体及椎间盘的前半部，中柱包括椎体及椎间盘的后半部及后纵韧带。后柱包括椎体附件及其韧带。依据此法脊柱骨折共分为以下几种：

压缩骨折：椎体前柱受压，椎体前缘高度减小而中柱完好，脊柱仍保持其稳定性。

爆裂骨折：脊柱的前中柱受压爆裂，可合并椎弓根或椎板纵行骨折。椎体前缘及后缘的高度皆减小，椎体的前后径及椎弓根间距增宽。此型骨折因后肢不受影响，仍保留了脊柱的稳定性。

后柱断裂：脊柱后柱受张力断裂，致棘间韧带或棘突水平横断；并可延伸经椎板、椎弓根、椎体的水平骨折，故可累及中柱损伤。此型亦称为Chance骨折，属不稳定性骨折。

骨折脱位：脊柱三柱受屈曲、旋转或剪力作用完全断裂，前纵韧带可能保持完好。此类骨折损伤极为严重，可致脊髓损伤，预后差。

旋转损伤：旋转暴力经椎间盘的损伤，损伤椎间盘明显狭窄而椎体高度无明显改变。损伤间盘的上下椎体边缘有撕脱骨折。

压缩骨折合并后柱断裂：不同于后柱断裂，因中柱未受张力作用损伤。

爆裂骨折合并后柱断裂。

三、临床表现

（一）一般情况

受伤部位局部疼痛、肿胀、瘀血；脊柱可有畸形，活动受限；脊背部肌痉挛。

（二）胸、腰椎损伤表现

站立、翻身困难或疼痛加剧，出现棘突畸形，棘突间隙加宽。若伴肋骨骨折时可有呼吸受限，若腹膜后血肿刺激了腹腔神经节，使肠蠕动减慢，可表现为腹痛、腹胀甚至出现肠麻痹症状。

（三）颈椎骨折表现

屈伸运动或颈部回旋运动受限；合并脊髓损伤时，可致患者四肢瘫或截瘫，出现四肢的感觉、运动、肌张力、腱反射及括约肌功能异常等。

（四）其他表现

注意多发伤，若合并有颅脑、胸部、腹部脏器的损伤，出现相应症状。

四、实验室及其他检查

X线片提示损伤部位、类型、移位和骨折—脱位的严重程度等。CT可从轴状位清楚地显示椎体、椎弓和关节损伤情况以及椎管容积的改变。MRI对于有脊髓和神经损伤者显示椎骨、椎间盘对脊髓的压迫，脊髓损伤后的血肿、液化和变性等。

五、护理

（一）病情监测

评估患者生命体征和意识，对有颅脑损伤的患者应用格拉斯哥昏迷量表评估意识障碍程度。评估排尿和排便情况，有助于判断脊髓损伤的平面。评估感觉和运动情况，注意双侧对比。

（二）保持皮肤完整性，预防压疮

1.轴式翻身

间歇性解除压迫，每2～3h翻身一次，可采取仰卧和左右侧卧位交替，侧卧时两腿间垫软枕或气垫，以有效预防压疮。翻身时注意保持身体平直。

2.保持床单清洁和个人清洁卫生

注意皮肤干燥，定时按摩受压部位，保证足够的营养摄入。

（三）并发症的预防和护理

1.脊髓损伤

注意观察患者皮肤颜色、温度；搬运患者避免脊髓损伤。

2.失用性肌萎缩和关节僵硬

保持适当体位，预防畸形；定时进行全身关节全范围的被动活动和按摩以促进循环；有计划地进行腰背肌功能锻炼；鼓励进行日常生活能力的训练。

第二节　四肢骨折

四肢骨折包括上肢骨折、下肢骨折，常见的有锁骨骨折、肱骨干骨折、肱骨髁上骨折、尺桡骨骨折、股骨颈骨折、股骨干骨折、胫腓骨骨折。

一、锁骨骨折

锁骨是上肢与躯干的连接和支撑装置，呈S形。中外1/3是锁骨的力学薄弱部，骨折时容易受损。锁骨后方有锁骨下血管、臂丛神经，骨折可损伤这些血管、神经。

（一）病因与发病机制

锁骨骨折多数病例由间接暴力引起。多见于侧方摔倒时，肩手或肘部着地。力传导至锁骨，发生斜形或横形骨折。直接暴力可由胸上方撞击锁骨，导致粉碎性骨折，较少见。骨折后若移位明显，可引起臂丛神经及锁骨下血管的损伤。

（二）临床表现

锁骨骨折后，出现肿胀、瘀斑和局部压痛，为减少肩部活动导致的疼痛，患者常用健手托住肘部；头部偏向患侧，以减轻胸锁乳突肌牵拉骨折近端而导致疼痛。查体时，常有局限性压痛和骨摩擦感。

（三）实验室及其他检查

上胸部的正位和45°斜位X线检查可发现骨折移位情况。CT可查锁骨外端关节面。

（四）护理

1.保持有效的护理

横形"8"字绷带或锁骨带固定者，宜睡硬板床，采取平卧或半卧位，使两肩外展后伸。同时要观察皮肤的颜色，如皮肤苍白、发紫，温度降低，感觉麻木，提示绷带固定较紧。要尽量使双肩后伸外展，并双手叉腰，症状一般能缓解。若不缓解，调整绷带。

2.健康指导

（1）功能锻炼：骨折复位2～3d后可开始做掌指关节、腕肘关节的旋转舒缩等主动活动。受伤4周后，外固定被解除，此期功能锻炼的常用的方法有关节牵伸活动，肩的内外摆动，手握小杠铃做肩部的前上举、侧后举合体后上举。

（2）出院指导：告知患者有效固定的重要意义，横形"8"字绷带或锁骨带固定后，经常做挺胸、提肩、双手叉腰动作，缓解对腋下神经、血管的压迫。强调坚持功能锻炼的重要性，循序渐进地进行肩关节的锻炼。定期复查，监测骨折愈合情况。

二、肱骨干骨折

肱骨外科颈下1～2cm至肱骨髁上2cm段内的骨折称为肱骨干骨折。常见于青年和中年人。

（一）病因与发病机制

肱骨干骨折可由直接暴力或间接暴力所致。直接暴力指暴力从外侧肱骨干中段打击，至成形或粉碎性骨折，多为开放骨折。间接暴力多见于手或肘部着地，向上传导的力，加上身体倾倒时产生的剪式应力，可致肱骨中下1/3的斜形或螺旋形骨折。骨折后是否移位取决于外力作用的大小、方向、骨折的部位和肌肉牵拉方向等，可引起骨折端分离或旋转畸形，大多数有成角、短缩及旋转畸形。

（二）临床表现

骨折后，出现上臂疼痛、肿胀、畸形和皮下瘀斑，功能障碍。肱骨干可有假关节活动、骨摩擦感、骨传导 音减弱或消失和患肢缩短。合并桡神经损伤时，可出现垂腕、拇指不能外展、手指掌指关节不能背伸、前臂不能旋后、手背桡侧皮肤感觉障碍等。

（三）实验室及其他检查

正、侧位 X 线片可确定骨折类型、移位方向。摄片应包括骨折的近端及肩关节，或远端及肘关节。

（四）护理要点

1.固定的患者护理

可平卧，要保持固定不移位，悬垂石膏固定患者取坐位或半卧位，以保证下垂牵引作用。内固定术后宜取半卧位，患肢下垫枕，减轻肿胀。伴有桡神经损伤者，注意观察神经恢复情况。石膏或夹板固定者，密切观察患肢血运。术后观察伤口渗血情况。

2.功能锻炼

骨折1周内，做患侧上臂肌肉的主动舒缩活动，握拳、伸曲腕关节、小幅度的耸肩运动。伴桡神经损伤者，可被动进行手指的主动屈曲活动；2~3周后可做肩关节内收外展活动；4周后可做肩部外展、外旋、内旋、后伸，手爬墙等运动以恢复患肢功能。

3.健康指导

向患者解释，肱骨干骨折复位后可遗留20°以内向前成角，30°以内向外成角，不影响功能。伴桡神经 损伤者伸指伸腕功能障碍，要鼓励坚持功能锻炼。嘱其分别在术后第1、第3、第6个月复查 X 线，伴桡神经损伤者，应定期复查肌电图。

三、肱骨髁上骨折

肱骨髁上骨折指在肱骨干与肱骨髁交界处发生的骨折。多发生于10岁以下儿童。易损伤神经和血管，导致前臂缺血性肌挛缩，引起爪形手畸形。

（一）病因与发病机制

1.伸直型骨折

肘关节处于过伸位跌倒时，手掌着地，暴力经前臂向上，加上身体前倾，向下产生剪式应力，尺骨鹰嘴向前的杠杆力，使肱骨干与肱骨髁交界处发生骨折。骨折远端向后上移位，近折端向前下移位，尺神经、桡神经可因肱骨髁上骨折的侧方移位受伤。

2.屈曲型骨折

此型较少见，由间接暴力引起。跌倒时，肘关节屈曲，肘后方着地，暴力向上传导至肱骨下端，导致髁上屈曲型骨折。较少合并血管和神经损伤。

（二）临床表现

肘部明显疼痛、肿胀、皮下瘀斑和功能障碍，伸直型骨折肘部向后突出，近折端向前移，并处于半屈位。局部明显压痛，有骨摩擦音及假关节活动，与肘关节脱位相比较肘后三角关系正常。如果合并有正中神经、尺神经、桡神经、肱动脉损伤，则出现前臂和手相应的神经支配区的感觉减弱或消失，以及相应的功能障碍。如复位不当可致肘内翻畸形。

（三）实验室及其他检查

肘部正、侧位 X 线摄片可以明确骨折部位、类型、移位方向，为选择治疗方法提供依据。

（四）护理要点

1.保持有效的固定

观察固定的屈曲角度，离床活动时要用三角巾悬吊患肢于胸前。发现固定体位改变时，要及时给予纠正。

2.严密观察

重点观察患肢的血液循环、感觉、活动情况，以利于及时发现外伤后肱动脉、正中神经、尺桡神经的损伤。

3.康复锻炼

复位固定后当日可做握拳、屈伸手指练习，1周后可做肩部主动活动，并逐渐加大运动幅度。3周后去除外固定，可做腕、肘、肩部的屈伸练习。伸直型骨折注意恢复屈曲活动，屈曲型骨折注意恢复增加伸展活动。

四、尺桡骨干双骨折

尺、桡骨干骨折可由直接暴力、间接暴力、扭转暴力引起，青少年多见，占各类骨折的6%。

（一）病因与发病机制

1.直接暴力

由重物打击、机器或车轮的直接碾压，导致同一平面的畸形或粉碎性骨折。

2.间接暴力

跌倒时手掌着地，暴力通过腕关节向上传导，暴力作用首先使桡骨骨折。若暴力较强，则通过骨间膜向内下方传导，可引起低位尺骨斜形骨折。

3.扭转暴力

跌倒时前臂旋转，手掌着地，或手遭受机器扭转暴力，导致不同平面的尺桡骨螺旋形骨折或斜形骨折。可并发软组织撕裂、神经血管损伤，或合并他处骨折。

（二）临床表现

伤侧前臂出现疼痛、肿胀、成角畸形及功能障碍，主要不能进行旋转活动。局部明显压痛，严重者出现剧痛、患肢肿胀、手指屈曲。可扪及骨折端、骨摩擦感及假关节活动。听诊骨传导音减弱或消失。严重者可发生骨筋膜室综合征。

（三）实验室及其他检查

正位及侧位X线片可见骨折的部位、类型以及移位方向，以及是否合并有桡骨头脱位或尺骨小头脱位。

（四）护理

1.保持有效的固定

注意观察石膏或夹板是否有松动和移位。

2.维持患肢良好血液循环

术后抬高患肢，观察患肢皮肤的颜色、温度、有无肿胀及桡动脉搏动情况。如出现剧痛，手部皮肤苍白、发凉、麻木，被动伸指疼痛，桡动脉搏动减弱或消失等表现时，提示骨筋膜室综合征的发生，如有缺血表现，立即通知医生处理。

3.康复锻炼

术后2周开始练习手指屈伸活动和腕关节活动；4周后开始练习肘、肩关节活动；8~10周后X线片证实骨折愈合后，可进行前臂旋转活动。

五、股骨干骨折

股骨干骨折是指由小转子下至股骨髁上部位骨干的骨折。

（一）病因与发病机制

由强大的直接暴力或间接暴力所致，多见于30岁以下的男性。直接暴力可引起横形或粉碎性骨折，间接暴力多为坠落伤，可引起斜形骨折或螺旋形骨折。

（二）临床表现

股骨颈骨折后出血多，当功能损伤时，软组织破坏，出血和液体外渗，肢体明显肿胀。常导致低血容量性休克。患侧肢体短缩、成角、旋转和功能障碍，可有摩擦感。如果损伤腘窝血管和神经，可出现远端肢体的血液循环、感觉、运动功能障碍。常见的并发症有低血容量性休克、脂肪栓塞综合征、深静脉血栓、创伤性关节炎等。

（三）实验室及其他检查

X线正侧位摄片应包括其近端的髋关节和远端的膝关节。骨折早期进行血气监测，可监测脂肪栓塞的发生。

（四）护理要点

1.牵引的护理

小儿垂直悬吊牵引时，经常注意患儿足部温度、颜色及足背动脉的搏动情况，以防血液循环障碍及皮肤破损。为有效产生反牵引力，注意牵引时臀部要离开床面，两腿牵引重量要相等。成人牵引时要抬高床尾，保持牵引力方向与股骨干纵轴成直线。定期测量下肢长度和力线以保持有效牵引。骨牵引针处每日消毒，严禁去除血痂。注意检查足背伸肌功能，腓骨头处加垫软垫，以防腓总神经受损伤。防止发生压疮。

2.功能锻炼

（1）小儿骨折：炎性期卧床进行股四头肌的静力收缩；骨痂形成期，患儿从不负重行走过渡到负重行走；骨痂成熟期，由部分负重行走过渡到完全负重行走。

（2）成人骨折：除疼痛减轻后进行股四头肌等长收缩外，还要练习踝关节、足关节等小关节的活动。去除外固定后，可进行行走训练，适应下床行走后，逐渐进行负重行走。

六、胫腓骨干骨折

胫腓骨干骨折指胫骨平台以下到踝上的部分发生的骨折。在长骨骨折中最多见，双骨折、粉碎性骨折及开放性骨折居多。

（一）病因与发病机制

1.直接暴力

主要的致病因素，如重物撞击、直接暴力打击、车轮碾轧等，胫腓骨骨折线在同一平面，呈横形、短斜形，高能损伤有严重肢体软组织损伤，骨高度粉碎。常见开放性骨折。

2.间接暴力

常见于弯曲和扭转暴力，如高处坠落足着地、滑倒等。局部软组织损伤轻，可发生长斜形、螺旋形骨折，双骨折时腓骨的骨折线高于胫骨骨折线，亦可造成开放性骨折。

3.胫骨骨折分类

胫骨骨折可分为三类，胫骨上1/3骨折，骨折远端向上移位，腘动脉分叉处受压，可造成小腿缺血或坏疽，易损伤腓总神经。胫骨中1/3骨折，可导致骨筋膜室综合征。胫骨下1/3骨折，由于血运差，软组织覆盖少，影响骨折愈合。

（二）临床表现

疼痛、肿胀、畸形和功能障碍。伴有腓总神经、胫神经损伤时，出现足下垂。如果继发有骨筋膜室综合征，远端肢体出现疼痛、肿胀、麻木、肢体苍白、感觉消失。但儿童青枝骨折及成人腓骨骨折后可负重行走。

（三）实验室及其他检查

正侧位的X线检查可明确骨折的部位、类型、移位情况。

（四）护理

1.牵引和固定的护理

石膏固定要密切观察患肢的疼痛程度和足趾背伸和跖屈以及末梢循环情况，如怀疑神经受压，应立即减压。保持有效的牵引，做好皮肤护理，预防压疮。外固定后要把小腿抬高置于中立位。每日2次消毒固定针针眼周围皮肤，预防固定针感染。内固定时要观察伤口渗血渗液，以防感染。采用螺丝钉或钢板固定后，要注意预防关节僵硬。

2.功能锻炼

早期进行股四头肌的等长收缩，足趾和髌骨的被动及主动活动。跟骨牵引者，要进行髌骨被动活动和 抬臀运动，以防跟腱挛缩。内固定早期做膝关节屈曲活动。除去外固定后，逐渐负重活动。

第三节 关节脱位

一、肩关节脱位

肩关节脱位最为常见，约占全身关节脱位的1/2。肩胛盂关节面小而浅，关节囊和韧带松大薄弱，有利于肩关节活动，但缺乏稳定性，容易脱位。

（一）病因与发病机制

肩关节脱位分为前脱位、后脱位、下脱位、盂上脱位。前脱位又分为喙突下脱位、盂下脱位、锁骨下脱位，由于肩关节前下方组织薄弱，以前脱位最为多见。

导致肩关节脱位最常见的暴力形式为间接外力。摔倒时肘或手撑地，肩关节处于外展、外旋和后伸位，肱骨头滑出肩胛盂窝，位于喙突的下方，发生最常见的喙突下脱位。当肩关节极度外展、外旋和后伸，以肩峰作为支点通过上肢的杠杆作用发生盂下脱位。前脱位除了前关节囊损伤外，可有前缘的盂缘软骨撕脱，称Bankart损伤。也可造成肩胛下肌近止点处肌腱损伤，造成关节不稳定，成为脱位复发的潜在因素。肱骨头后上骨软骨塌陷骨折称Hill-sachs损伤，肩关节脱位还常合并肱骨大结节撕脱骨折和肩袖损伤。

（二）临床表现

1.一般表现

外伤性肩关节半脱位主要表现为肩关节疼痛，周围软组织肿胀，关节活动受限。健侧手常用以扶持患肢前臂，头倾向患肩，以减少活动及肌牵拉，减轻疼痛。

2.局部特异体征

（1）弹性固定：上臂保持固定在轻度外展前屈位，任何方向上的活动都导致疼痛。Dugas征阳性，即患肢肘部贴近胸壁，患手不能触及对侧肩部，反之，患手放到对侧肩，患肘不能贴近胸壁。

（2）畸形：从前方观察患者，患肩失去正常饱满圆钝的外形，呈"方肩"畸形。患肢较健侧长，是肱骨头脱出于喙突下所致。

（3）关节窝空虚：除方肩畸形外，触诊肩峰下有空虚感，可在肩关节盂外触到脱位肱骨头。

（三）护理

1.心理护理

给予患者生活上的照顾，及时解决困难，精神安慰，缓解紧张心理。

2.病情观察

移位的骨端可压迫邻近的血管和神经，引起患肢缺血、感觉、运动障碍。对皮肤感觉功能障碍的肢体要防止烫伤。定时检查患肢末端的血液循环状况，若发现患肢苍白、发冷、大动脉搏动消失，提示有大动脉损伤的可能，应及时处理。动态观察患肢的感觉和运动，以了解患肢神经损伤的程度和恢复情况。

3.复位

做好复位前的身体与心理准备。复位前给予适当的麻醉，以减轻疼痛，同时使用肌肉松弛剂，利于复位。复位成功后被动活动。

4.固定

向患者及家属讲解复位后固定的目的、方法、意义、注意事项。使之充分了解关节脱位后复位固定的重要性。固定期间，要保持固定有效，经常观察患者肢体位置是否正确；固定时间不宜过长，固定时间过长易发生关节僵硬；固定时间过短，损伤得不到充分修复，易发生再脱位。一般固定3周左右，若合并骨折、陈旧性脱位、习惯性脱位，应适当延长固定的时间。由于肩关节脱位患肢固定于胸壁，注意腋窝下要垫棉垫以保护腋窝胸壁皮肤。40岁以上患者可适当缩短制动时间，注意肩关节僵硬的发生。

5.缓解疼痛

早期正确复位固定可使疼痛缓解或消失。移动患者时，帮患者托扶固定患肢，动作轻柔，避免因活动患肢加重疼痛。指导患者和家属应用心理暗示、松弛疗法等，转移注意力而缓解疼痛。遵医嘱应用镇痛剂，促进患者舒适与睡眠。

6.健康指导

向患者及家属讲解关节脱位治疗和康复知识，讲述功能锻炼的重要性和必要性，指导并使患者能自觉地按计划进行正确的功能锻炼，减少盲目性。

二、肘关节脱位

全身大关节中，肘关节脱位的发生率相对低，约占总发病数的1/5。脱位后如不及时复位，容易导致前臂缺血性痉挛。

（一）病因与脱位机制

肘关节脱位可有后脱位、外侧方脱位、内侧方脱位和前脱位，其中后脱位最常见，多为间接暴力所致。摔倒时前臂旋后位手掌撑地，由于肱骨滑车横轴线向外倾斜，使所传达的暴力达到肘部时转成肘外翻及前臂旋后过伸的应力，尺骨鹰嘴突在鹰嘴窝内呈杠杆作用，导致尺桡骨近端同时被推向后外侧，产生后脱位。肘前关节囊及肱前肌撕裂，后关节囊及内侧副韧带损伤，可合并肱骨内上髁骨折、正中神经和尺神经损伤。晚期可发生骨化性肌炎。

（二）临床表现

1.一般表现

伤后局部疼痛、肿胀、功能和活动受限。

2.特异体征

（1）畸形：肘后突，前臂短缩，肘后三角相互关系改变，鹰嘴突出内外髁，肘前皮下可触及肱骨下端。

（2）弹性固定：肘处于半屈近于伸直位，屈伸活动有阻力。

（3）关节窝空虚：肘后侧可触及鹰嘴的半月切迹。

3.并发症

脱位后，由于肿胀而压迫周围神经血管。后脱位时可伤及正中神经、尺神经、肱动脉。

（1）正中神经损伤：成"猿手"畸形，拇指、食指、中指感觉迟钝或消失，不能屈曲，拇指不能外展和对掌。

（2）尺神经损伤：成"爪状手"畸形，表现为手部尺侧皮肤感觉消失，小鱼际及骨间肌萎缩，掌指关节过伸，拇指不能内收其他四指不能外展及内收。

（3）动脉受压：患肢血循环障碍，表现为患肢苍白、发冷、大动脉搏动减弱或消失。

（三）实验室及其他检查

X线检查用以证实脱位及发现合并的骨折。

（四）护理要点

1.固定

注意观察固定的正确有效，固定期间保持肘关节的功能位不可随意放松。

2.保持清洁、平整

肘关节周围皮肤保持清洁，石膏夹板内衬物保持平整。

3.指导活动

指导患者活动患侧掌指，按摩患肢，防止肌肉萎缩。

三、桡骨头半脱位

桡骨头半脱位是小儿多见的日常损伤，俗称牵拉肘。多发生在5岁以内，以2～3岁最常见。

（一）损伤机制与病理

患儿肘关节处于伸直位，前臂旋前时突然受到牵拉致伤。前臂旋前时，桡骨头容易从环状韧带的撕裂处脱出，使环状韧带嵌于肱桡关节间隙内。一般环状韧带滑脱不到桡骨头周径的一半，所以屈肘和前臂旋后容易复位。5岁以后，环状韧带增厚，附着力渐强，不易发生半脱位。

（二）临床表现

患儿被牵拉受伤后，因疼痛哭闹，不让触动患部，不肯使用患肢，特别是举起前臂。检查发现前臂多呈旋前位，半屈；桡骨头处可有压痛，但无肿胀和畸形；肘关节活动受限。

（三）辅助检查与诊断

X线检查无阳性发现。诊断主要依靠牵拉病史、症状和体征。

（四）护理

嘱患儿家属勿强力牵拉患儿手臂，复位后症状不能立即消除者，要密切观察一段时间来明确复位是否成功。

四、髋关节脱位

髋关节是身体最大的杵臼关节，结构稳固，周围有强大韧带和肌肉附着，只有高能暴力才能导致脱位，如车祸中高速暴力撞击。按股骨头的移位方向，髋关节脱位分为：前脱位、后脱位和中心脱位，其中后脱位最多见，占85%～90%。以髋关节后脱位为例详细阐述。

（一）病因、病理与分类

1.脱位机制

髋关节后脱位一般发生于交通事故时，患者处于髋关节屈曲内收和屈膝体位，强力使大腿急剧内收、内旋时，迫使股骨颈前缘抵于髋臼前缘形成支点，因杠杆作用股骨头冲破后关节囊，滑向髋臼后方形成后脱位。如暴力自前方作用于屈曲的膝，沿股骨纵轴传达到髋，也可使股骨头向后方脱位。

2.分类

临床上按有无合并骨折分类如下。①I型：无骨折伴发，复位后无临床不稳定。②Ⅱ型：闭合手法不可复位，无股骨头或髋臼骨折。③Ⅲ型：不稳定，合并关节面、软骨或骨碎片骨折。④Ⅳ型：脱位合并髋臼骨折，须重建，恢复稳定和外形。⑤Ⅴ型：合并股骨头或股骨颈骨折。

（二）临床表现

脱位后出现髋部疼痛，髋关节活动受限。患肢呈屈曲、内收、内旋及短缩畸形，臀部可触及向后上突出移位的股骨头。可合并坐骨神经损伤，表现为大腿后侧、小腿后侧及外侧和足部全部感觉消失，膝关节屈曲小腿和足部全部肌瘫痪，足部出现神经营养性瘫痪。

（三）实验室及其他检查

X线检查 X 线正位、侧位和斜位像可明确诊断。应注意是否合并骨折，特别是容易漏诊的股骨干骨折。CT可清楚显示髋臼后缘及关节内骨折情况。

（四）护理

1.指导活动

髋关节脱位后常需皮牵引，牵引期间指导患者行股四头肌收缩训练，防止肌肉萎缩。

2.预防压疮

需长期卧床者注意做好皮肤护理，预防压疮。

3.饮食护理

注意合理膳食，保持排便规律，预防便秘。

第十三章　泌尿外科疾病患者的护理

第一节　泌尿系统损伤

一、肾损伤

（一）概述

肾脏隐藏于腹膜后，一般受损伤机会很少，但肾脏为一实质性器官，结构比较脆弱，外力强度稍大即可造成肾脏的创伤。肾损伤大多为闭合性损伤，占60%～70%，可由直接暴力，如腰、腹部受硬物撞击或车辆撞击，肾受到沉重打击或被推向肋缘而发生损伤；肋骨和腰椎骨折时，骨折片可刺伤肾；间接暴力，如从高处落下、足跟或臀部着地时发生对冲力，可引起肾或肾蒂损伤。开放性损伤多见于战时和意外事故，常伴有胸腹部创伤，在临床上按其损伤的严重程度可分为肾挫伤、肾部分裂伤、肾全层裂伤、肾蒂损伤、病理性肾破裂等类型。

（二）诊断

1.症状

（1）血尿：损伤后血尿是肾损伤的重要表现，多为肉眼血尿，血尿的轻重程度与肾脏损伤严重程度不一定一致。

（2）疼痛：局限于上腹部及腰部，若血块阻塞输尿管，则可引起绞痛。

（3）肿块：因出血和尿外渗引起腰部不规则的弥散性肿大的肿块，常伴肌强直。

（4）休克：面色苍白，心率加快，血压降低，烦躁不安等。

（5）高热：由于血、尿外渗后引起肾周感染所致。

2.体征

（1）一般情况：患者可有腰痛或上腹部疼痛、发热。大出血时可有血流动力学不稳定的表现，如面色苍白、四肢发凉等。

（2）专科体检：上腹部及腰部压痛，腹部包块。刀伤或穿透伤累及肾脏时，伤口可流出大量鲜血。出血量与肾脏损伤程度以及是否伴有其他脏器或血管损伤有关。

3.检查

（1）实验室检查：尿中含多量红细胞。血红蛋白与血细胞比容持续降低提示有活动性出血。血白细胞数增多应注意是否存在感染灶。

（2）特殊检查：早期积极的影像学检查可以发现肾损伤部位、程度、有无尿外渗或肾血管损伤以及对侧肾情况。根据病情轻重，除需紧急手术外，有选择地应用以下检查。

1）B型超声检查：能提示肾损害的程度，包膜下和肾周血肿及尿外渗情况。为无创检查，病情重时更有实用意义，并有助于了解对侧肾情况。

2）CT扫描：可清晰显示肾皮质裂伤、尿外渗和血肿范围，显示无活力的肾组织，并可了解与周围组织和腹腔内其他脏器的关系，为首选检查。

3）排泄性尿路造影：使用大剂量造影剂行静脉推注造影，可发现造影剂排泄减少，肾、腰大肌影消失，脊柱侧突以及造影剂外渗等。可评价肾损伤的范围和程度。

4）动脉造影：适宜于尿路造影未能提供肾损伤的部位和程度，尤其是伤侧肾未显影，选择性肾动脉造影可显示肾动脉和肾实质损伤情况。若伤侧肾动脉完全梗阻，表示为创伤性血栓形成，宜紧急施行手术。有持久性血尿者，动脉造影可以了解有无肾动静脉瘘或创伤性肾动脉瘤，但系有创检查，已少用。

5）逆行肾盂造影：易招致感染，不宜应用。

4.护理

（1）非手术治疗及手术前患者的护理

1）嘱患者绝对卧床休息2～4周，待伤情稳定、血尿消失1周后方可离床活动，以防再出血。

2）迅速建立静脉输液通路，及时输血、输液，维持水、电解质及酸碱平衡，防治休克。

3）急救护理：有大出血、休克的患者需配合医生迅速进行抢救及护理。

4）心理护理：对恐惧不安的患者，给予心理疏导、安慰、体贴和关怀。

5）伤情观察：患者的生命体征；血尿的变化；腰、腹部包块大小的变化；腹膜刺激征的变化。

6）配合医生做好影像学检查前的准备工作。

7）做好必要的术前常规准备，以便随时中转手术。

（2）手术后患者的护理

1）卧床休息：肾切除术后需卧床休息2~3d，肾修补术、肾部分切除术或肾周引流术后需卧床休息2~4周。

2）饮食：禁食24h，适当补液，肠功能恢复后进流质饮食，并逐渐过渡到普通饮食，但要注意少食易胀气的食物，以减轻腹胀。鼓励患者适当多饮水。

3）伤口护理：保持伤口清洁干燥，注意无菌操作，注意观察有无渗血、渗尿，应用抗菌药物，预防感染。

（3）健康指导。

1）向患者介绍康复的基本知识，卧床的意义以及观察血尿、腰腹部包块的意义。

2）告诉患者恢复后3个月内不宜参加重体力劳动或竞技运动；肾切除术后患者，应注意保护对侧肾，尽量不要应用对肾有损害的药物。

3）定期到医院复诊。

二、膀胱损伤

膀胱空虚时位于骨盆深处，不易受损。膀胱充盈延伸至下腹部，且壁薄，在外力作用下可发生膀胱损伤。

（一）病因及病理

1.根据病因分三大类

（1）开放性损伤：由弹片、子弹或其锐器贯通所致，易合并有其他脏器损伤，如直肠、阴道损伤，形成腹壁尿瘘、膀胱直肠瘘或膀胱阴道瘘。

（2）闭合性挫伤：当膀胱充盈时，腹部受撞击、挤压、骨盆骨折片刺破膀胱壁等。

（3）医源性膀胱损伤：见于经尿道做膀胱器械检查或治疗下腹部手术等。

2.根据损伤程度可将膀胱损伤分为两大病理类型

（1）膀胱挫伤：仅伤及黏膜或肌层，膀胱壁未穿破，局部出血或形成血肿，可出现血尿。

（2）膀胱破裂，分腹膜内型与腹膜外型两类。①腹膜内型：膀胱壁破裂伴腹膜破裂，与腹腔相通，尿液流入腹腔，引起腹膜炎。多见于膀胱后壁和顶部损伤。有病变的膀胱（如膀胱结核）过度膨胀，可发生自发性破裂。②腹膜外型：膀胱壁破裂，但所覆盖的腹膜完整。尿液外渗到膀胱周围组织及耻骨后间隙，沿骨盆筋膜到盆底或沿输尿管周围疏松组织蔓延到肾区。

（二）临床表现

膀胱壁轻度挫伤仅有下腹部疼痛和少量终末血尿，短期自行消失；膀胱破裂时不同病理类型而有其特殊临床表现。

1.休克

骨盆骨折所致剧痛、大出血，膀胱破裂引起尿外渗及腹膜炎，伤势严重者常发生休克。

2.腹痛

腹膜外破裂时，尿外渗及血肿引起下腹部疼痛、压痛及肌紧张，直肠指检可触及肿物和触痛；腹膜内破裂时，引起急性腹膜炎症状，并有移动性浊音。

3.血尿和排尿困难

有尿意，但不能排尿或仅排出少量血尿。当血块堵塞尿道或尿外渗到膀胱周围、腹腔内，则无尿液自尿道排出。

4.尿瘘

开放性损伤，可引起体表伤口漏尿；如与直肠、阴道相通，则经肛门、阴道漏尿。闭合性损伤在尿外渗感染后破溃，可形成尿瘘。

（三）诊断

1.病史及体格检查

有明显外伤史及上述典型的临床表现。

2.导尿试验

导尿管能顺利插入膀胱，但只能引流出少量尿液；经导尿管注入生理盐水200 mL，5 min后吸出，如液体进出量差异很大，提示膀胱破裂。

3.X线检查

腹部平片可发现骨盆或其他骨折。膀胱造影自导尿管注入造影剂300 mL，拍摄注入造影剂和排出造影剂后膀胱造影片，如造影剂有外漏，则为膀胱破裂。

4.B超

可观察到膀胱壁连续性是否中断，在超声监视下经导尿管注入生理盐水，有时可见膀胱破裂口有液体流动征象。

（四）护理

1.护理评估

（1）健康史：主要是详细了解受伤的原因、部位和受伤的经过，致伤物的性质，受伤当时膀胱是否充盈等。

（2）身体状况

1）血尿和排尿困难：膀胱轻度挫伤时，患者仅有少量血尿，短期内即可自行消失；损伤严重时，可有大量血尿；当有血块堵塞尿道或尿外渗到膀胱周围和（或）腹腔内时，则出现排尿困难或仅流出少量血尿。

2）腹部疼痛：腹膜外型膀胱破裂时，下腹部疼痛，耻骨上有压痛和腹肌紧张；腹膜内型膀胱破裂时，疼痛由下腹部扩展至全腹部，可出现急性腹膜炎的症状。

3）休克：骨盆骨折所致的疼痛、大出血、膀胱破裂引起的尿外渗和急性腹膜炎，可导致休克。

4）尿瘘：膀胱破裂与体表伤口相通时，可引起伤口漏尿；与直肠、阴道相通时，则可引起膀胱直肠瘘、膀胱阴道瘘。闭合性损伤在尿外渗感染后破溃，也可以形成尿瘘。

（3）心理状况：因损伤后出现血尿、排尿困难，患者常有恐惧、焦虑等心理反应。

（4）辅助检查。

1）导尿试验：导尿管虽可以顺利插入膀胱，但仅能引流出少量血尿，甚至无尿液流出，为鉴别是否尿道损伤。此时经导尿管注入无菌等渗盐水200 mL，片刻后吸出，若液体进出量差异很大，则提示膀胱破裂。

2）X线检查。①腹部平片：可以发现骨盆或其他部位骨折。②膀胱造影：自导尿管注入15％泛影葡胺300 mL。摄片，可以发现造影剂漏至膀胱外，排出造影剂后再摄片，更能显示遗留于膀胱外的造影剂。腹膜内型膀胱破裂时，可注入空气造影，若空气进入腹膜腔，于膈下见到游离气体，则为腹膜内破裂。同时，空气造影还可减少造影剂对腹膜的刺激，减少并发症的发生。

2.护理诊断及相关合作性问题

（1）疼痛：与局部组织损伤、血肿、尿液外渗等有关。

（2）恐惧/焦虑：与损伤后出现血尿和（或）排尿困难有关。

（3）排尿异常：与膀胱破裂、尿液外渗等有关。

（4）有感染的危险：与损伤后出现血尿、尿液外渗、留置各种引流管等有关。

3.护理目标

（1）疼痛减轻或消失。

（2）情绪稳定，能安静休息。

（3）恢复正常排尿。

（4）使患者发生感染的危险性降低或未发生感染。

4.护理措施

（1）非手术治疗及手术前患者的护理

1）解除疼痛：按医嘱给予镇静止痛治疗。

2）心理护理：主动与患者交谈，帮助患者解除恐惧、焦虑，使患者能安静休息。

3）观察有无休克。

4）保持导尿管引流通畅，观察并记录引流液的量和性状。

5）按医嘱及早应用抗生素，防止感染。

（2）手术后患者的护理

1）体位：麻醉作用消失且血压平稳后，可取半卧位，以利于呼吸和引流。

2）观察伤情：①生命体征。②腹部症状和体征。③各种引流管的引流情况。④手术切口及创面愈合情况。

3）预防感染：严格无菌操作，用消毒棉球擦拭尿道口及导尿管周围，合理应用抗生素等。

4）留置导尿管的护理：妥善固定导尿管及连接管，冲洗膀胱并保持导尿管的通畅；观察引流液的量和性状；每天用消毒棉球擦洗尿道外口及尿道外口处的导尿管2次。

5）耻骨上膀胱造口管的护理：①保持造口管引流通畅，避免引流管扭曲、受压或堵塞。②保护造口周围皮肤，保持清洁干燥。③暂时性膀胱造口，一般留置1～2周，拔管前须先夹管，观察能否自行排尿，排尿通畅方可拔除造口管；若同时留置的有导尿管，应先拔除导尿管，然后再考虑拔除膀胱造口管。

6）尿外渗切开引流的护理：对有尿外渗多处切开引流的患者，应观察引流液的量和性状，敷料浸湿或污染应及时更换。

7）鼓励患者适当多饮水。

（3）健康指导

1）向患者介绍本病康复的基本知识。

2）向患者解释适当多饮水的意义。

3）向带有膀胱造口管的患者介绍其护理知识。

三、尿道损伤

较为常见，多发生在男性。男性尿道较长，以尿生殖膈为界，分为前后两部分，前尿道包括球部和阴茎部，后尿道包括前列腺部和膜部。前尿道损伤多发生在球部，后尿道损伤多在膜部。

（一）病因及病理

1.根据损伤病因分两类

（1）开放性损伤：因子弹、弹片、锐器伤所致，常伴有阴茎、阴囊、会阴部贯通伤。

（2）闭合性损伤：会阴部骑跨伤，将尿道挤向耻骨联合下方，引起尿道球部损伤。骨盆骨折可引起尿生殖膈移位，产生剪力，使膜部尿道撕裂或撕断。经尿道器械操作不当可引起球部膜部交界处尿道损伤。

2.根据损伤程度病理可分为下列三种类型

（1）尿道挫伤：尿道内层损伤，阴茎筋膜完整，仅有水肿和出血，可以自愈。

（2）尿道裂伤：尿道壁部分全层断裂，引起尿道周围血肿和尿外渗，愈合后可引起尿道狭窄。

（3）尿道断裂：尿道完全断裂时，断部退缩、分离，血肿和尿外渗明显，可发生尿潴留。

尿外渗的范围以生殖膈为分界，前尿道损伤时，尿外渗范围在阴茎、会阴、下腹壁和阴囊的皮下；后尿道前列腺部损伤时，尿外渗主要在前列腺和膀胱周围，外阴部不明显。

（二）临床表现

1.休克

骨盆骨折所致尿道损伤，一般较严重，常因合并大出血，引起创伤性、失血性休克。

2.疼痛

尿道球部损伤时会阴部肿胀、疼痛、排尿时加重。后尿道损伤时，下腹部疼痛、局部压痛、肌紧张，伴骨盆骨折者，移动时加剧。

3.排尿困难

尿道挫伤时因局部水肿或疼痛性括约肌痉挛，出现排尿困难。尿道断裂时，不能排尿，发生急性尿潴留。

4.尿道出血

前尿道损伤即使不排尿时尿道外口也可见血液滴出；后尿道损伤尿道口无流血或仅少量血液流出。

5.尿外渗及血肿

尿生殖膈撕裂时，会阴、阴囊部出现血肿及尿外渗，并发感染时则出现全身中毒症状。

（三）诊断

1.病史及体格检查

有明显外伤史及上述典型的临床表现。

2.导尿

轻缓插入导尿管，如顺利进入膀胱，说明尿道是连续而完整的。若一次插入困难，不应勉强反复试插，以免加重损伤及感染，尿道损伤并骨盆骨折时一般不易插入导尿管。

3.X 线检查

可显示骨盆骨折情况，必要时从尿道注入造影剂20 mL，确定尿道损伤部位、程度及造影剂有无外渗，了解尿液外渗情况。

（四）护理

1.护理评估

（1）健康史：搜集病史资料时，要注意询问受伤的原因、受伤时的姿势，是否有骑跨伤、骨盆骨折或经尿道的器械检查治疗史。

（2）身体状况

1）尿道出血：前尿道损伤后，即使在不排尿时也可见尿道外口滴血或流血；后尿道损伤后，尿道外口不流血或仅流出少量血液；排尿时，可出现血尿。

2）疼痛：前尿道损伤时，受伤处疼痛，有时可放射到尿道外口，排尿时疼痛加重；后尿道损伤时，疼痛位于下腹部，在移动时出现或加重。

3）排尿困难与尿潴留：尿道挫裂伤时，因损伤和疼痛导致尿道括约肌痉挛，发生排尿困难；尿道断裂时，可引起尿潴留。

4）局部血肿和瘀斑：骑跨伤或骨盆骨折造成尿生殖膈撕裂时，可发生会阴、阴囊部肿胀、瘀斑和血肿。

5）尿液外渗：前尿道损伤时，尿液外渗至会阴、阴囊、阴茎部位，有时向上扩展至腹壁，造成这些部位肿胀；后尿道损伤时，尿液外渗至耻骨后间隙和膀胱周围。

6）直肠指检：尿道膜部完全断裂后，可触及前列腺尖端浮动；若指套上染有血迹，提示可能合并直肠损伤。

7）休克：骨盆骨折合并后尿道损伤，常有休克表现。

（3）心理状况：可因尿道出血、疼痛、排尿困难等而出现焦虑，有的患者担心发生性功能障碍而加重焦虑，甚至出现恐惧。

（4）辅助检查

1）尿常规检查：了解有无血尿和脓尿。

2）试插导尿管：若导尿管插入顺利，说明尿道连续，提示可能为尿道部分挫裂伤；一旦插入导尿管，即应留置导尿1周，以引流尿液并支撑尿道；若插入困难，多提示尿道严重断裂伤，不能反复试插，以免加重损伤和导致感染。

3）X线检查：平片可了解骨盆骨折情况；尿道造影可显示尿道损伤的部位和程度。

4）B型超声检查：可了解尿液外渗情况。

2.护理诊断及相关合作性问题

（1）疼痛：与损伤、尿液外渗等有关。

（2）焦虑：与尿道出血、排尿障碍以及担心预后等有关。

（3）排尿异常：与创伤、疼痛、尿道损伤等有关。

（4）有感染的危险：与尿道损伤、尿外渗等有关。

3.护理目标

（1）疼痛减轻或消失。

（2）解除焦虑，情绪稳定。

（3）解除尿潴留，恢复正常排尿。

（4）降低感染发生率或未发生感染。

4.护理措施

（1）轻症患者的护理：主要是多饮水及预防感染。

（2）急重症患者的护理

1）抗休克：安置患者于平卧位，尽快建立静脉输液通路，及时输液，严密观察生命征。

2）解除尿潴留：配合医生试插导尿管，若能插入，即应留置导尿管；若导尿管插入困难，应配合医生于耻骨上行膀胱穿刺排尿或做膀胱造口术。

（3）饮食护理：能经口进食的患者，鼓励其适当多饮水，进行高热量、高蛋白质、高维生素的饮食。

（4）心理护理：对有心理问题的患者，进行心理疏导，帮助其树立战胜疾病的信心。

（5）留置导尿管的护理：同膀胱损伤的护理。

（6）耻骨上膀胱造口管的护理：同膀胱损伤的护理。

（7）尿液外渗切开引流的护理：同膀胱损伤的护理。

（8）健康指导

1）向患者及其亲属介绍康复的有关知识。

2）嘱患者适当多饮水，以增加尿量，稀释尿液，预防泌尿系统感染和结石的形成。

3）尿道狭窄患者，出院后仍应坚持定期到医院行尿道扩张术。

第二节　肾结石

肾结石主要是由尿中难溶的无机盐和有机盐及酸，还含有2%～9%的蛋白基质等组成，属于发生于泌尿系统的病理性变化，是常见的泌尿外科疾病之一。有明显的地区性，南方多于北方，男性较女性多见，男女之比约3:1，上泌尿系结石与下泌尿道结石发生之比为5:1。

一、护理要点

做好对症治疗护理，保证尿路通畅，控制炎症，防止肾功能损害。

二、护理措施

1.非手术期护理

（1）向患者解释疼痛与活动的关系，尽可能减少大幅度的运动，了解并使用以往有效的非药物性缓解 疼痛的方法，如热敷、针灸等，必要时遵医嘱给予止痛和解痉药，并观察效果。

（2）密切观察血压、脉搏、呼吸及神志变化；注意肾功能、尿量、水及电解质平衡，防止高血钾和水中毒。准确记录24h尿量，一侧肾功能不全者应严密观察健侧肾功能。

（3）应用抗生素控制急性尿路感染，观察患者有无尿频、尿急、尿痛、发热和脓尿等。

（4）非手术治疗无效，又频繁肾绞痛、血尿，严重导致肾积水者，应做好手术取石的准备。

2.体外冲击波碎石护理

（1）治疗前应先控制感染。

（2）为提高疗效，减少并发症，除正确定位外，应选用低能量和限制每次冲击次数，若需再次治疗，间隔时间不少于7d。

（3）治疗后观察排尿情况，及时了解碎石后有无尿道梗阻及急性尿潴留。

（4）注意观察排石过程中有无肾绞痛，发热及心肺功能情况。排石过程中出现血尿、疼痛可在1~2d后消失，每次尿液留存，必要时用纱布过滤。

（5）卧床1周，鼓励多饮水，有利于碎石的排出，每日饮水达3000mL以上，适当活动，配合体位排石。

（6）定期复查尿路平片，了解碎石排除情况。

3.手术取石后的护理

（1）手术后一般均置管引流，注意引流液性状及有无出血，如有尿外渗，应检查引流管是否脱落、扭曲。

（2）肾周围引流管在确定无尿外渗时方可拔除。如有高热或漏尿达10d以上，应检查有无残余结石感染或引流不畅。

（3）肾部分切除术至少卧床2周，防止肾实质出血。出血多时，留尿相互比色，动态观察。如有明显出血，应采取相应急救措施。

（4）保持大便通畅，避免过度用力排便而出现继发性出血。

（5）非开放性手术可能会发生肾实质损伤，出血等损伤性并发症，注意观察造瘘管的引流，保持造瘘管通畅，定时冲洗，每次冲洗量依肾积水与出血量而定。

（6）饮食指导，预防为主，宣传饮食结构与结石的相互关系。高钙结石：不宜食用牛奶制品、精白面粉、巧克力、坚果等。草酸结石：不宜食用浓茶、番茄、菠菜、芦笋，多食用含纤维丰富的食物。尿酸结石：不宜食用高嘌呤食物，如动物内脏，应进食碱性食品。感染性结石：建议进食酸性食物，使尿酸化，限制食物中磷酸的吸收。

（7）饮水及运动指导：大量饮水，每日 2500～3000 mL 甚至更多，适当运动，尿量保持 2000～3000 mL/d。

（8）合理应用药物：尿酸和胱氨酸结石的患者在服药同时，应检查尿 pH，作为预防尿 pH 应保持在 6.5，作为治疗尿 pH 应保持在 7～7.5。

（9）观察患者有无剧烈肾绞痛，是否伴有恶心、呕吐、发热、寒战、尿液性状和气味改变。

第三节　膀胱癌

膀胱癌在我国发病率居泌尿系统肿瘤首位。本病男多于女，约为 4:1，平均发病年龄为 65 岁。大多数患者的肿瘤仅局限于膀胱，只有少于 15% 的病例出现远处转移。

一、病因及病理

膀胱癌病因复杂，真正的发病原因尚不完全清楚，可能与下列因素有关。①外源性致癌物质：β-萘胺和联苯胺类化合物对致癌有关，吸烟也是导致膀胱癌的重要因素之一。②内源性致癌物质：色氨酸和烟酸代谢异常，其中间产物邻羟氨基酚类物质，能直接影响细胞的 RNA 和 DNA 的合成，具有致癌性能。③其他致癌因素：埃及血吸虫病、膀胱黏膜白斑病、腺性膀胱炎、结石、长期尿潴留，某些病毒感染等也是诱发膀胱癌的病因之一。

膀胱癌大多来源于上皮细胞，占 95% 以上，而其中 90% 以上为移行细胞癌。膀胱癌在病理改变上根据细胞大小、形态、染色深浅、核改变、分裂象等分为三级。I 级为高分化乳头状癌，低度恶性；Ⅱ 级为中分化乳头状癌，中度恶性；Ⅲ 级为低分化乳头状癌，属高度恶性。

膀胱癌最多分布在膀胱侧壁及后壁，其次为三角区和顶部。膀胱癌的扩散主要是向深部浸润，继则发生远处转移。转移途径以髂淋巴结、腹主动脉淋巴结为主，晚期少数患者可经血流转移至肺、骨、肝等器官。膀胱癌的转移发生较晚、扩散较慢。

二、临床表现

（一）血尿

绝大多数膀胱癌患者的首发症状是间歇性无痛性肉眼血尿，如肿瘤位于三角区或其附近，血尿常为终末出现。

（二）膀胱刺激症状

肿瘤坏死、溃疡、合并炎症以及形成感染时，患者可出现尿频、尿急、尿痛等膀胱刺激症状。

（三）其他

肿瘤较大影响膀胱容量，肿瘤发生在膀胱颈部或出血严重形成血凝块等影响尿流排出时，可引起排尿困难甚至尿潴留。膀胱肿瘤位于输尿管口附近影响上尿路尿液排空时，可造成患侧肾积水。晚期膀胱肿瘤患者有贫血、水肿、下腹部肿块等症状。

三、辅助检查

（一）实验室检查

尿液脱落细胞检查，可查见肿瘤细胞，该检查方法简便，可做血尿患者的初步筛选。但是，如果肿瘤细胞分化良好者，常难与正常移行细胞相鉴别，故检出的阳性率不高。

（二）影像学检查

B超、CT扫描、静脉肾盂造影等对全面了解本病及排除上尿路有无肿瘤等都有一定价值。

（三）膀胱镜检查

对本病临床诊断具有决定性意义，绝大多数病例通过该项检查，可直接看到肿瘤生长的部位、大小、数目，并可根据肿瘤表面形态，初步估计其恶性程度，进行活检以明确诊断。

四、护理措施

（一）减轻焦虑和恐惧

根据患者的具体情况，做耐心的心理疏导，以消除其恐惧、焦虑、绝望的心理。

膀胱癌属中等恶性，一般出现血尿立即就诊大多数尚属早期，及时手术疗效较好，5年生存率非常高。

（二）改善营养状态

病程长、体质差、晚期肿瘤出现明显血尿者，应卧床休息。予进食易消化、营养丰富的饮食，纠正贫血、改善全身营养状况。

（三）帮助患者接受自我形象改变

向患者解释尿流改道的必要性，全膀胱癌切除术，虽然改变了正常的排尿生理，但是可避免复发，延长寿命而有助于治疗的彻底性。

（四）并发症的预防和护理

1.预防感染

准备做膀胱全切除、肠道代膀胱术的患者，按肠切除术准备，以减少术中污染。术后定时测体温及血白细胞变化，保持切口清洁干燥，定时翻身、叩背咳痰，若痰液黏稠予雾化吸入，预防感染发生。

2.出血

全膀胱切除手术创伤大，应严密观察生命体征、引流物性状。若血压下降、脉搏加快、引流管内引出鲜血，提示有出血，及时通知医师并保证输血、输液通畅。

（五）尿流改道护理

输尿管末端皮肤造口和回肠膀胱腹壁造口应保持造口处清洁，敷料渗湿后应及时更换，保证内支撑引流管固定牢靠且引流通畅。回肠膀胱或可控膀胱因肠黏膜分泌黏液，易堵塞引流管，注意及时挤压将黏液排出，有储尿囊者可用生理盐水每4h冲洗1次。

（六）健康教育

1.康复指导

适当锻炼，加强营养；禁止吸烟，避免接触联苯胺类致癌物质。

2.自我护理

尿流改道术后腹部佩戴接尿器者，注意避免集尿器的边缘压迫造瘘口。保持清洁，定时更换尿袋。可控膀胱术后，开始每2～3h导尿1次，逐渐延长间隔时间至每3～4h导尿1次，定期用生理盐水或开水冲洗储尿囊，清除黏液及沉淀物。

3.术后坚持膀胱内灌注化疗药物

膀胱保留术后能憋尿患者，遵医嘱行膀胱灌注免疫抑制剂 BCG（卡介苗）或抗癌药，可预防或推迟肿瘤复发。每周灌注1次，共6次，以后每2周一次、每月1次，每2月1次、持续终身。灌注方法：插导尿管排空膀胱尿，将用蒸馏水或等量盐水稀释的药液灌入膀胱后，取俯、仰、左、右侧卧位，每30min轮换体位1次，共2h。

4.定期复查

浸润性膀胱癌术后定期全身各系统检查，及早发现转移病灶；放疗、化疗期间，定期查血、尿常规，一旦出现骨髓抑制，应暂停治疗；膀胱癌保留膀胱的术后患者，定期膀胱镜复查。

第十四章　妇科疾病患者的护理

第一节　阴道炎

一、滴虫性阴道炎

（一）病因及传染途径

病原体是阴道毛滴虫，不仅感染阴道，还会感染尿道旁腺、尿道及膀胱，甚至肾盂，以及男性的包皮皱褶、尿道或前列腺。

传播方式有两种，一是间接传播，为主要传播方式，经由公共浴池、浴盆、游泳池、坐便器、衣物、医疗器械及敷料等途径传播。二是性交直接传播，男女双方有一方泌尿生殖道带有滴虫均可传染给对方。

（二）临床表现

主要症状是稀薄的泡沫样白带增多及外阴瘙痒。间或有外阴灼热、疼痛或性交痛，如合并有尿道感染，可伴有尿频、尿急甚至血尿。检查发现阴道、宫颈黏膜充血，常有散在出血点或红色小丘疹。阴道内特别是后穹窿部可见到灰黄色、泡沫状、稀薄、腥臭味分泌物。有些妇女阴道内虽有滴虫存在，但无任何症状，检查时阴道黏膜亦可无异常，称带虫者。阴道毛滴虫能吞噬精子，阻碍乳酸生成，影响精子在阴道内存活，故可引起不孕。

（三）诊断

根据病史、临床表现及取阴道分泌物进行悬滴法查滴虫，即可确诊。必要时可进行滴虫培养。取阴道分泌物前24～48h避免性交、阴道灌洗或局部用药。取分泌物前不做双合诊，窥器不涂润滑剂。

阴道分泌物悬滴法比较简便，阳性率可达80%～90%。于玻片上滴1滴生理盐水，自阴道后穹窿取少许分泌物混于玻片盐水中，立即在低倍显微镜下寻找滴虫。若有滴虫可见其波状运动移位，其周围的白细胞被推移。如遇天冷或放置时间过长，滴虫失去活动难以辨认，故要注意保持一定温度和立即检查。

（四）治疗

1.全身用药

甲硝唑200 mg，口服，每日3次，7d为1个疗程；或单次2g口服，可收到同样效果。口服吸收好，疗效高，毒性小，应用方便。性伴侣应同时治疗。服药后个别患者可出现食欲不振、恶心、呕吐等胃肠道反应，偶见出现头痛、皮疹、白细胞减少等反应，可对症处理或停药。甲硝唑能通过胎盘进入胎儿及经乳汁排泄，目前不能排除其对胎儿的致畸作用，因此妊娠早期和哺乳期妇女不宜口服，以局部治疗为主。

2.局部治疗

（1）清除阴道分泌物，改变阴道内环境，提高阴道防御功能。1%乳酸液或0.1%～0.5%醋酸或1:5000高锰酸钾溶液，亦可于500 mL水中加食醋1～2汤匙灌洗阴道或坐浴，每日1次。

（2）阴道上药：在灌洗阴道或坐浴后，取甲硝唑200 mg放入阴道，每日1次，10d为1个疗程。

3.治疗中注意事项

治疗期间禁性生活；内裤及洗涤用毛巾应煮沸5～10 min并在阳光下晒干，以消灭病原体；服药期间应忌酒；未婚女性以口服甲硝唑治疗为主，如确需阴道上药应由医护人员放入；滴虫转阴后应于下次月经净后继续治疗1个疗程，以巩固疗效。

4.治愈标准

治疗后检查滴虫阴性时，每次月经净后复查白带，连续3次检查滴虫均为阴性，方为治愈。

二、假丝酵母菌性阴道炎

由假丝酵母菌感染引起。假丝酵母菌是条件致病菌，约10%的非孕期和30%的孕期妇女阴道中有此菌寄生，而不表现症状，当机体抵抗力降低、阴道内糖原增多、酸度增高时适宜其繁殖而引起炎症。故多见于孕妇、糖尿病和用大剂量雌激素治疗的患者。长期接受抗生素治疗的患者因阴道内微生物失去相互制约而导致假丝酵母菌生长。其他如维生素缺乏、慢性消耗性疾病、穿紧身化纤内裤、肥胖可使会阴局部的温度及湿度增加等均易发病。

（一）传染方式

传播途径与滴虫性阴道炎相同。另外，人体口腔、肠道、阴道均可有假丝酵母菌存在，三个部位的假丝酵母菌可自身传染。

（二）临床表现

突出的症状是外阴奇痒，严重时，患者坐卧不宁，影响工作和睡眠。若有浅表溃疡可伴有外阴灼痛、尿痛尿频或性交痛。白带增多，白带特点为白色豆渣样或凝乳块样。检查见外阴有抓痕，阴道黏膜充血、水肿，有白色片状膜时，擦去白膜可见白膜下红肿黏膜，有时可见黏膜糜烂或形成浅表溃疡。

（三）诊断

根据典型的临床表现不难诊断。若在分泌物中找到假丝酵母菌孢子和假菌丝，即可确诊。方法是加温10％氢氧化钾或生理盐水1小滴于玻片上，取少许阴道分泌物混合其中，立即在光镜下寻找孢子和假菌丝。必要时进行培养，或查尿糖、血糖及做糖耐量试验等，以便查找病因。

（四）治疗

1.消除诱因

如积极治疗糖尿病，停用广谱抗生素、雌激素、皮质类固醇。

2.清洗

用2％～4％的碳酸氢钠溶液冲洗外阴、阴道或坐浴，改变阴道酸碱度，以利于假丝酵母菌生存。

3.阴道上药

常用药物为制霉菌素栓或片，1粒或1片放入阴道深处，每晚1次，连用7～14d。其他还有克霉唑、硝酸咪康唑（达克宁）等栓剂或片剂。

4.顽固病例的处理

久治不愈的患者应注意是否患有糖尿病或滴虫性阴道炎并存。必要时除局部治疗外，口服制霉菌素片以预防肠道假丝酵母菌的交叉感染。亦可用伊曲康唑每次200mg，每日1次口服，连用3～5次；或氟康唑顿服（与用餐同时），或服用酮康唑，每日400mg，顿服，5d为1个疗程。孕妇禁用，急慢性肝炎患者禁用。

注意：孕妇患假丝酵母菌性阴道炎应积极局部治疗，预产期前2周停止阴道上药。

三、老年性阴道炎

（一）病因

老年性阴道炎常见于自然或手术绝经后妇女，由于卵巢功能衰退，体内缺乏雌激素，阴道黏膜失去雌激素支持而萎缩，细胞内糖原含量减少，阴道pH上升，局部抵抗力下降，细菌易于入侵而引起炎症。长期哺乳妇女亦可发生。

（二）临床表现

阴道分泌物增多，黄水样，严重者为血性或脓血性。伴外阴瘙痒、灼热或尿痛或坠胀感。检查见阴道黏膜萎缩菲薄，充血，有散在小出血点或小血斑，有时有浅表溃疡。严重者与对侧粘连，甚至造成阴道狭窄、闭锁。

（三）诊断

根据年龄、病史和临床表现一般可做出诊断，但需排除其他疾病，如滴虫阴道炎、假丝酵母菌阴道炎、宫颈癌、子宫内膜癌、阴道癌等。必要时做宫颈刮片细胞学检查和宫颈及宫内膜活检。

（四）治疗

治疗原则为增加阴道黏膜的抵抗力，抑制细菌的生长。

（1）选用1%乳酸或0.5%醋酸溶液冲洗外阴、阴道或坐浴，每日1次。

（2）甲硝唑或氧氟沙星100 mg放入阴道深部，每日1次，共7～10 d。

（3）严重者，经冲洗或坐浴后给己烯雌酚（片剂或栓剂）0.125～0.25 mg，放入阴道，每晚1次，7 d为1个疗程。或用0.5%己烯雌酚软膏涂布。

全身用药可口服尼尔雌醇，首次4 mg，以后每2～4周服2 mg，持续2～3个月。

四、护理

（一）护理诊断

1.知识缺乏

缺乏预防、治疗阴道炎的知识。

2.舒适的改变

与外阴、阴道瘙痒、分泌物增多有关。

3.黏膜完整性受损

与阴道炎症有关。

4.有感染的危险

与局部分泌物增多、黏膜破溃有关。

（二）护理措施

（1）注意观察分泌物的量、性状。协助医生取分泌物检查，明确致病菌，对症治疗。

（2）嘱患者保持外阴部清洁干燥，勤换内裤（穿棉织品内衣），对外阴瘙痒者，嘱其勿使用刺激性药物或肥皂擦洗，不用开水烫，应按医嘱应用外用药物。

（3）进行知识宣教：耐心向患者解释致病原因及炎症的传染途径，增强自我保健意识，严格执行消毒隔离制度。

①嘱患者在治疗期间应将所用盆具、浴巾、内裤等煮沸5～10min或药物浸泡消毒，外阴用物应隔离，以避免交叉或重复感染。②指导患者正确用药，教会患者掌握药物配制浓度、阴道灌洗和坐浴方法。介绍阴道塞药具体方法及注意点。嘱患者治疗期间避免性交，经期停止坐浴、阴道灌洗及阴道上药。要坚持治疗达到规定的疗程。③指导患者注意性卫生，纠正不正当性行为。为患者严格保密，以解除其忧虑，积极接受检查和诊治。

（4）防治感染：①向患者讲解导致感染的诱因及预防措施，如发现有尿频、尿急、尿痛等征象应及时通知医生。②注意监测体温及感染倾向，遵医嘱应用抗生素。

（三）健康教育

（1）注意个人卫生，保持外阴清洁、干燥，尤其在经期、孕产期，每天清洗外阴，更换内裤。

（2）尽量避免搔抓外阴部致皮肤破溃。

（3）鼓励患者坚持用药，不随意中断疗程，讲明彻底治疗的必要性。

（4）告知患者取分泌物前24～48h避免性交、阴道灌洗、局部用药。

（5）治疗后复查分泌物，滴虫性阴道炎在每次月经后复查白带，若连续3次检查均为阴性方为治愈。

外阴阴道假丝酵母菌病容易在月经前复发，故治疗后应在月经前复查白带。

（6）已婚者应检查其配偶，如有感染需同时治疗。

第二节 宫颈炎

子宫颈炎症是妇科最常见的疾病，有急性和慢性两种。急性子宫颈炎症与急性子宫内膜炎症或急性阴道炎同时发生。临床以慢性子宫颈炎多见，本节仅叙述慢性子宫颈炎。

一、病因

多见于分娩、流产或手术损伤宫颈后，病原体侵入引起感染。临床多无急性过程的表现。病原体主要为葡萄球菌、链球菌、大肠埃希菌及厌氧菌。目前，沙眼衣原体及淋病奈氏菌感染引起的慢性宫颈炎亦日益增多，已引起医务人员的注意。此外，单纯疱疹病毒也可能与慢性宫颈炎有关。病原体侵入宫颈黏膜，并在此处隐藏，由于宫颈黏膜皱襞多，感染不易彻底清除。

二、病理

根据病理组织形态结合临床，宫颈炎可有以下几种类型：

（1）宫颈糜烂：是慢性宫颈炎最常见的一种病理改变。

（2）宫颈肥大：由于慢性炎症的长期刺激，宫颈组织充血、水肿、腺体和间质增生，还可能在腺体深部有黏液潴留形成囊肿，使宫颈呈不同程度的肥大。

（3）宫颈息肉。

（4）宫颈腺囊肿。

（5）宫颈黏膜炎，又称宫颈管炎。

三、分度和分型

根据糜烂面积大小可分为3度：

（1）轻度：糜烂面积小于整个宫颈面积的1/3。

（2）中度：糜烂面积占整个宫颈面积的1/3～2/3。

（3）重度：糜烂面积占整个宫颈面积的2/3以上。

根据宫颈糜烂的深浅程度可分为单纯型、颗粒型和乳突型3型。

四、临床表现

（一）症状

主要症状是白带增多，白带的性状依据病原体的种类、炎症的程度不同而不同，可呈乳白色黏液状，或呈淡黄色脓性，或血性白带。当炎症沿宫骶带扩散到盆腔时，可有腰骶部疼痛、盆腔部下坠痛等。宫颈黏稠脓性分泌物不利于精子穿过，可造成不孕。

（二）体征

妇科检查时可见宫颈有不同程度糜烂、肥大，有时较硬，有时可见息肉、裂伤、外翻及宫颈腺囊肿。

五、护理

（一）物理治疗术护理

接受物理治疗的患者，应选择月经干净后3~7d内进行。有急性生殖器炎症者，暂时列为禁忌。术后应每天清洗外阴2次，保持外阴清洁，禁止性交和盆浴2个月。患者在宫颈创面痂皮脱落前，阴道有大量黄水流出，在术后1~2周脱痂时可有少量血水和少许流血，如出血量多者需急诊处理。局部用止血粉或压迫止血，必要时加用抗生素。一般于两次月经干净后3~7d复查，未痊愈者可择期再做第二次治疗。

（二）健康教育

指导妇女定期做妇科检查，发现宫颈炎症予以积极治疗。治疗前常规行宫颈刮片细胞学检查，以排除癌变可能。

（三）采取预防措施

避免分娩时或器械损伤宫颈，产后发现宫颈裂伤应及时缝合。

第三节　慢性盆腔炎

慢性盆腔炎多因急性盆腔炎治疗不及时、不彻底，或因患者体质差，病情迁延所致。亦有无急性病史者。

（一）临床表现

可有急性盆腔炎的经过。一般均有轻重不一的下腹及腰骶部疼痛或下腹坠胀感和牵拉感，每当月经前后、劳累或性交后加重；由于盆腔充血，可有月经失调及痛经；少数患者可伴有尿频、排尿困难和肛门坠胀感；因输卵管粘连、积水或扭曲，可致不孕；由于病程长，患者思想负担重，易感疲劳，并可出现神经衰弱及胃肠道症状。查体见子宫常呈后位后屈，活动受限或固定；若为输卵管炎，子宫一侧或双侧呈条索状增粗，压痛；输卵管积水和输卵管卵巢囊肿时，可在子宫的一侧或双侧触及囊性包块，活动受限；盆腔结缔组织炎时，子宫一侧或双侧有片状增厚、压痛，累及宫骶韧带则宫骶韧带增粗、变硬、有压痛。

（二）诊断和鉴别诊断

典型病例根据病史、症状及体征不难做出诊断。但对症状较多且无急性盆腔炎病史和缺乏阳性体征时，诊断要慎重，以免增加患者思想负担。慢性盆腔炎须与盆腔瘀血症、子宫内膜异位症、陈旧性宫外孕、输卵管卵巢肿瘤、盆腔结核、腰骶部软组织劳损等相鉴别。诊断有困难时，可借助B超、腹腔镜等辅助检查进行鉴别，必要时剖腹探查。

（三）护理措施

（1）卧床休息：取半坐卧位，以利脓液聚积于子宫直肠凹陷而使炎症局限。加强巡视，及时发现和满足患者需要。

（2）观察疼痛有无加重：如突然腹痛加重，下腹部拒按，应立即通知医师，以确定是否脓肿破裂。

（3）测体温、脉搏、呼吸，每四小时一次，体温超过38.5℃时，给予物理降温，如酒精擦浴、温水擦浴或冰袋外敷等；遵医嘱应用退热药，降温后半小时复测体温并记录于体温单上。

（4）鼓励患者多饮水，每天1500～2000mL，给予清淡、易消化的高热量、高蛋白质、富含维生素的饮食。

（5）保持室内空气新鲜，保持室温在18～22℃，湿度在50%～70%。患者出汗后及时更换衣服，避免受凉。

（6）协助医师做好血和子宫颈管分泌物的培养和药敏试验。密切观察病情变化，注意有无感染性休克的症状。

第四节　围绝经期综合征

月经完全停止达1年以上称绝经。从绝经过渡时期，至绝经后1年称为绝经期。围绝经期综合征是指妇女在绝经前后因卵巢功能衰退、性激素减少而出现的以自主神经功能紊乱为主的症状与体征。一般从40岁开始持续数年至20年不等。对围绝经期综合征患者应综合采用心理和药物治疗方法，在性激素替代治疗中关键是补充雌激素。

一、流行病学特点和主要危险因素

本病多见于45～55岁的妇女。也可见于手术切除双侧卵巢、放射治疗及其他原因使卵巢严重受损者。

二、主要健康问题评估

本病主要表现如下。①月经紊乱：常表现为周期紊乱、经期长短不一，经量多少不等。②潮热、出汗：最常见的症状，先有面部、颈部皮肤阵阵发红、发热，继之出汗，持续30 s到5 min不等，症状轻者每日发作数次，重者十余次或更多，夜间或应激状态易促发。③情绪不稳定：易激动、焦虑不安或情绪低落、抑郁寡欢、不能自我控制。④盆底松弛，生殖器官萎缩，尿道缩短，括约肌松弛，常有尿频、尿急或尿失禁。⑤乳房萎缩、变软、下垂。⑥血胆固醇水平升高，动脉粥样硬化、心肌缺血、高血压和脑卒中。⑦骨质疏松，易骨折。⑧妇科肿瘤。

三、护理干预和健康教育

（一）护理诊断及合作性问题焦虑

与卵巢功能衰退引起自主神经功能紊乱表现、担心疾病性质及预后有关。

（二）护理干预

（1）向患者解释绝经是人生发展的必然生理过程，性腺功能减退虽对性生活的兴趣和反应有所影响，但完全可以用培养新兴趣来代替，放下思想包袱，保持开朗、乐观、豁达的心态，坚持锻炼身体，增强日晒时间，摄取高蛋白质、高钙饮食，并补充钙剂。

（2）对精神紧张、情绪不稳定和失眠者，可遵医嘱口服谷维素20 mg，每日3次，夜晚服艾司唑仑2.5 mg。

（3）对因雌激素缺乏，反复发生的老年性阴道炎、泌尿道感染和潮热、出汗，或为预防发生心血管疾病、骨质疏松者，可遵医嘱服用尼尔雌醇，每15 d 1～2 mg，或每月2～5 mg，服药3～6个月后每日加用甲羟孕酮8 mg，连用5～8 d。或雌、孕激素周期联合应用，即于月经周期第1～25 d服用雌激素，于周期第16～25 d服用孕激素，用毕停药4～6 d。

（三）健康教育

指导围绝经期妇女合理安排生活，保持心情舒畅；进行有关性知识的宣传教育，预防性功能衰退。鼓励她们学习和认识围绝经期是生命过程中自然生理过渡阶段，做好自身心理调节，适应所面临的各种生理、心理变化及一些生活事件。告知她们加强营养，多食富含钙、维生素D和蛋白质的食物可预防骨质疏松，加强体育锻炼，增强身体素质，提高自身抗病能力。注意个人卫生，围绝经期生殖器官萎缩和组织松弛，宫颈黏液及阴道上皮分泌减少，易发生阴道炎、子宫脱垂和尿失禁，故应保持外阴清洁，防止感染。告知围绝经期妇女的家庭成员，当她们多疑、急躁及情绪不稳时，应富于同情心，从生理、心理、精神及生活等多方面给予关心、体贴、爱护，使其能顺利渡过围绝经期。建议和鼓励妇女每半年或1年进行1次体检，包括做宫颈黏液涂片细胞学检查，以及早发现生殖器官肿瘤。针对个人具体情况选择性地进行其他项目的检查，如心电图、B超、血糖化验等，做到疾病的早期发现和早期治疗。指出药物治疗应在医生指导下进行，避免用药不当产生不良后果。

第十五章 产科疾病患者的护理

第一节 早产

早产指妊娠在28孕周末至不足37周（196~258 d）期间终止妊娠者。此时娩出的新生儿，出生体重多在2500 g以下。早产占分娩总数的5%~15%。围产儿死亡中约有75%与早产有关，故如何防治早产，对降低围产儿死亡率有重要临床意义。

一、原因

常见的原因有：

（一）孕妇因素

1.生殖器官异常

如子宫畸形鞍状子宫，双角子宫，宫颈内口松弛，子宫肌瘤等。

2.感染

绒毛膜羊膜感染是早产的重要原因。感染的来源是宫颈及阴道的微生物（需氧菌、厌氧菌、沙眼衣原体、支原体等），部分来自宫内感染。有些学者认为早产是细菌内毒作用的结果。由于细菌炎症的作用，使前列腺素分泌增加而导致早产。

3.孕妇合并急性或慢性疾病

如肝炎，急性肾盂肾炎，急性阑尾炎，有时医生根据以下疾病情况计划提早分娩，如妊娠高血压综合征，慢性肾炎，心脏病，母儿血型不合，妊娠期肝内胆汁瘀积症等。

4.其他

如外伤，长途旅行，盆腔肿瘤等。

（二）胎儿、胎盘因素

常见的有双胎、羊水过多、胎膜早破、胎儿畸形、前置胎盘及胎盘早剥，胎盘功能不全等。

二、临床表现及诊断

早产的临床表现主要是子宫收缩，最初是不规则宫缩，伴少量阴道血性分泌物，渐转变为规则宫缩，间隔5~6min，持续30s以上，伴宫颈管消退≥75%及宫颈口扩张2cm以上可诊断为早产临产。胎膜早破的发生较足月临产多。诊断早产应与生理性子宫收缩相区别，后者一般为不规则，无痛感，且不伴宫颈管消失等改变。

三、护理

（1）卧床休息，观察宫缩、胎心等情况，避免滥用镇静药物。

（2）预防早产儿颅内出血，尽量避免手术助产（胎头吸引器、产钳），第二产程必要时行会阴切开术。

（3）为预防早产儿颅内出血，可在产前给产妇肌内注射维生素K 4mg。

（4）胎儿娩出后，要等脐带搏动停止后再断脐。也可由助产者，用左手握住脐带近母体端，右手握住脐带，从胎盘端向婴儿端挤压，然后将左手松开后再握紧，右手再次将充血的脐带血推向婴儿体内，反复数次，可使早产儿多得些血液。

（5）早产儿应注意保暖、静卧，用抗感染药物，预防颅内出血。

（6）早产儿送入病房时，严格交班，避免发生意外。

第二节　异位妊娠

凡受精卵在子宫腔以外着床发育称异位妊娠，习惯称为宫外孕；包括输卵管妊娠、卵巢妊娠、腹腔妊娠及宫颈妊娠等。输卵管妊娠最多见，占95%~98%，是妇产科常见急腹症，起病急、病情重、引起腹腔内严重出血，如诊断抢救不及时，可危及生命。

一、病因和病理

（一）病因

慢性输卵管炎是输卵管妊娠最常见的原因，淋菌性输卵管炎更易引起输卵管妊娠，结核性输卵管炎也较常见。其次输卵管发育或功能异常，如过长、黏膜纤毛缺如、蠕动减慢等；输卵管手术后，如结扎、粘堵等；盆腔子宫内膜异位输卵管粘连；肿瘤压迫；内分泌失调等。

（二）病理

受精卵在输卵管内着床后，由于输卵管腔狭窄，管壁肌肉薄，不能适应胚胎的生长发育，当输卵管膨大到一定程度，可能发生的后果是：

1.输卵管妊娠流产

多发生在壶腹部或伞部。若胚囊与管壁完全分离落入管腔，经输卵管逆蠕动排至腹腔，形成输卵管完全流产，腹腔内出血不多；若胚囊剥离不完整，则为输卵管不全流产，反复出血，可形成盆腔血肿。

2.输卵管妊娠破裂

胚囊生长时绒毛向输卵管壁侵蚀，最终将肌层、浆膜层穿破，由于肌层血管丰富，常发生大出血，严重者发生休克，若抢救不及时危及生命。

3.继发性腹腔妊娠

极少数输卵管妊娠破裂或流产后，胚囊进入腹腔，绒毛组织仍附着于原来着床处或重新种植于附近脏器（如肠系膜、大网膜等）继续发育，形成继发性腹腔妊娠。

4.陈旧性宫外孕

胚胎已死亡，内出血渐停止，盆腔积血由于时间长形成机化变硬的包块与周围器官粘连，称陈旧性宫外孕。

此外，子宫受内分泌激素的影响，内膜呈蜕膜样变，若子宫内膜呈现过度分泌反应，称A-S反应，对诊断有一定意义。当胚胎死亡时，子宫蜕膜发生退行性变，有时于碎片状剥脱，而致阴道流血；有时整块剥离排出，形似三角形蜕膜管形。如将排出的蜕膜置于清水中，肉眼见不到漂浮的绒毛，镜检也无滋养细胞，可与流产鉴别。

二、临床表现

输卵管妊娠流产或破裂前，症状和体征均不明显，除短期停经及妊娠表现外，有时可出现下腹胀痛。当输卵管妊娠破裂或流产时，可出现下列临床表现：

（一）停经

一般停经6~8周，少数可无明显停经史。间质部妊娠停经时间较长。

（二）不规则阴道流血

胚胎死亡后，常有不规则阴道流血，色深褐，量少，可淋漓不断，可随阴道流血排出蜕膜管形或碎片，需待病灶清除后，流血方能完全停止。

（三）腹痛

为患者就诊时最主要的症状。腹痛系因输卵管膨大、破裂及血液刺激腹膜等多因素所致。破裂时患者突然下腹一侧撕裂样疼痛，常伴恶心呕吐，出血多时刺激腹膜可致全腹剧痛；血液积聚直肠子宫凹陷，出现肛门坠胀感。

（四）晕厥与休克

由于腹腔急性内出血，血容量减少及剧烈腹痛，患者出现面色苍白、出冷汗、四肢冰冷、血压下降等。其严重程度与腹腔内出血速度及出血量成正比。

（五）腹部检查

下腹部有明显压痛、反跳痛，尤以患侧为甚。出血多时叩诊有移动性浊音。若病程较长形成血凝块，下腹部可触及软性包块并有触痛。

（六）妇科检查

阴道后穹隆饱满、触痛；宫颈呈紫蓝色，抬举痛明显；子宫稍大而软，内出血多时，子宫有漂浮感，患侧附件压痛明显，有时可在子宫一侧或后方触及边界不清的肿块。

三、诊断

典型病例根据病史、临床表现，诊断并不困难，但未破裂前或症状不典型者不易确诊，应做下列辅助检查：

1.阴道后穹隆穿刺

适用于疑有腹腔内出血患者。抽出暗红色不凝固血液，便可确诊为腹腔内出血。若穿刺时误入静脉，则血色鲜红，滴在纱布上有一圈红晕，放置10min凝结。出血多时，也可行腹腔穿刺。

2.妊娠试验

由于HCG测定技术的改进，目前已成为早期诊断异位妊娠的重要方法。选择血β-HCG放免法测定，灵敏度高，阳性率达99%，故可用以早期诊断宫外孕，若β-HCG阴性可排除异位妊娠。

3.超声检查

早期输卵管妊娠时，B超显像可见子宫增大，但宫腔空虚，宫旁有一低回声区。若妊娠囊和胎心搏动位于宫外，则可确诊宫外妊娠，但需到停经7周时B超方能显示胎心搏动。

4.腹腔镜检查

适用于早期未破裂病例或诊断有困难者。

5.子宫内膜病理检查

诊断性刮宫仅适用于阴道流血较多的患者，目的是排除宫内妊娠流产。

五、护理

（一）护理诊断

1.潜在并发症

出血性休克、切口感染等。

2.恐惧

与担心生命安危有关。

3.疼痛

与疾病本身或手术创伤有关。

4.自尊紊乱

与担心未来受孕能力有关。

（二）护理措施

（1）做好心理护理及入院宣教，主动热情服务于患者，允许家属陪伴，提供心理安慰。

（2）对尚未确诊的患者，应配合做阴道后穹隆穿刺、尿妊娠试验及B超检查，以协助诊断。

（3）保守治疗：①嘱患者绝对卧床休息，避免腹部压力增大，从而减少异位妊娠破裂的机会。协助患者完成日常生活护理，减少其活动。②密切观察患者的生命体征和一般情况，并重视患者的主诉，若腹痛突然加重，或出现面色苍白、脉搏加快等变化应立即通知医生，做好抢救准备。③指导患者摄取足够的营养物质，尤其是含铁丰富的食物，如动物肝脏、豆类、绿色蔬菜等，增强患者的抵抗力。④协助医生正确留取血标本，以监测治疗效果。

（4）急性内出血患者的护理：①严密观察生命体征，每10~15min测量1次血压、脉搏、呼吸并记录。②合血，做好输血准备。③保持静脉通畅，按医嘱输液、输血、补充血容量。④吸氧。⑤按医嘱准确及时给药。⑥注意记录尿量，以协助判断组织灌注量。⑦复查血常规，观察血红蛋白及红细胞计数，判断贫血有无改善。⑧一旦决定手术，应在短时间内完成常规术前准备工作，如备皮、皮试、合血、留置尿管、更换病员服等。

（5）手术后护理。①体位：患者返回病室后，硬膜外麻醉者应去枕平卧6~8h，头偏向一侧，防止唾液及呕吐物吸入气管造成吸入性肺炎或窒息，术后第二天可采取半卧位。②生命体征的观察：手术后24h内病情变化快，也极易出现紧急情况，护理人员要密切观察生命体征的变化，及时测量生命体征并准确记录。若24h内血压持续下降、脉搏快、患者躁动等情况出现，考虑为有内出血的可能，及时通知医生处理。每日测体温4次，直至正常后3d。③尿管的观察：保持尿管通畅，勿折、勿压，注意观察尿色及尿量。④饮食护理：未排气前禁食奶制品及甜食，排气后进食半流食，排便后进食普食（增加蛋白质和维生素的摄入）。⑤伤口敷料的观察：保持伤口敷料干燥、整洁，有渗血、渗液及时更换。⑥疼痛：术后24h内疼痛最为明显，48h后疼痛逐渐缓解，根据具体情况遵医嘱适当应用止痛药，间隔4~6h可重复使用。

（三）应急措施

急性大量内出血及剧烈腹痛可引起患者晕厥和休克，患者表现为面色苍白、面容痛苦、出汗、脉细数、血压降低或测不到，伴恶心、呕吐和肛门坠胀。护士应立即将患者取去枕平卧位，保暖、吸氧；迅速建立有效的静脉通道（快速静点乳酸林格液），补充血容量，纠正休克；交叉配血，做好输血准备；快速做好术前准备、心理护理，严密观察病情，做到"迅速、准确、及时、严密、严格"，这是取得抢救成功的关键所在。

（四）健康教育

（1）注意休息，可从事日常活动，注意劳逸结合，适当锻炼。

（2）加强营养，尤其是含铁丰富的食物，如动物肝脏、豆类、绿色蔬菜、木耳等，积极纠正贫血，提高机体抵抗力。忌食辛辣煎炸之品。

（3）注意保持外阴清洁，勤换清洁内衣裤，注意个人卫生。术后禁止性生活1个月，以免引起盆腔炎。

（4）生育过的患者，应采取避孕措施，防止再次发生宫外孕。

（5）未生育过的患者，避孕6个月，同时保持乐观情绪，不背思想包袱，有利于再次受孕。

（6）再次妊娠后，孕早期及时到医院检查，判断妊娠正常与否。

第三节　前置胎盘

胎盘附着于子宫下段，部分或全部覆盖在子宫颈内口处，其位置低于胎儿先露部，称前置胎盘。为妊娠晚期严重的并发症之一。

一、分类与临床表现

（一）分类

根据胎盘边缘与子宫颈内口的关系，将前置胎盘分为3种类型：

1.完全性前置胎盘

又称中央性前置胎盘，即胎盘组织完全覆盖子宫颈内口。

2.部分性前置胎盘

为子宫颈内口部分被胎盘组织所覆盖。

3.边缘性前置胎盘

又称低置胎盘，胎盘附着于子宫下段，边缘不超越子宫颈内口。

（二）临床表现

1.症状

典型的临床症状是，妊娠晚期或临产时反复发生的无痛性阴道流血。出血是由于前置的胎盘不能随子宫下段的形成而相应伸展，两者发生错位，血窦开放所致。初次出血通常不多，剥离处血流凝固后出血停止，随着子宫下段不断伸展，出血次数及量均可增多。完全性前置胎盘往往初次出血时间早，约在妊娠28周即可发生，量多，间隔短，亦可一次大量失血而进入休克状态。边缘性前置胎盘初次出血发生较晚，多在妊娠37～40周或临产后，量也较少；破膜后，胎先露部如能迅速下降，直接压迫胎盘，流血可以停止。部分性前置胎盘出血量及发生时间介于两者之间。

由于反复多次或大量阴道流血，产妇可以出现贫血，其贫血的程度与出血量成正比。出血严重者可休克，胎儿可发生缺氧、窘迫，以致死亡。

2.体征

出血多时可有面色苍白、脉搏细弱及血压下降等休克体征。腹部检查：腹软，子宫大小与妊娠月份相符，胎先露部常离浮，易发生胎位异常如臀位。有时可在耻骨联合上方听到胎盘杂音。

二、诊断与鉴别诊断

（一）诊断

妊娠晚期突然发生无痛性阴道流血，且反复发生，应首先考虑为前置胎盘；结合腹部检查、B超胎盘定位，一般诊断不困难。

1.阴道检查

如流血过多或诊断已明，则无需行阴道检查。阴道检查有扩大胎盘剥离面而引起大出血的危险。除确有必要（如终止妊娠前为进一步明确诊断并决定分娩方式时），但必须在有输液、输血及手术的条件下方可进行。

2.超声检查

B超胎盘定位准确、安全、迅速，并可定期随访，现普遍使用。

3.产后检查胎盘及胎膜

对产前有异常出血患者，产后详细检查胎盘，若胎盘上附有黑紫色陈旧性血块，可证实前置胎盘的诊断；若经阴道分娩者还需测量胎膜破口与胎盘边缘的距离，小于7cm者有诊断意义。

（二）鉴别诊断

需与子宫颈糜烂、子宫颈息肉、子宫颈癌鉴别；尚应与胎盘早期剥离相鉴别。

三、对母儿的影响

（一）产后出血

分娩时胎盘附着处的子宫下段及子宫颈内口血管丰富，组织脆弱，肌组织皮薄，收缩差，故常发生产后出血。

（二）产褥感染

出血处距阴道近；反复出血导致贫血；机体抵抗力下降易发生感染。

（三）植入性胎盘

偶见。胎盘绒毛植入子宫肌层，使胎盘剥离不全面发生大出血。

（四）早产及围生儿死亡率高

前置胎盘出血大多数发生在妊娠晚期，容易引起早产；因胎盘与子宫壁分离，胎儿缺血缺氧，易致胎儿宫内窘迫、胎死宫内或早产生活能力差等，使围生儿死亡率高。

四、护理

（一）期待疗法

1.做好心理护理

2.保证休息,减少刺激

孕妇需住院观察,绝对卧床休息,尤以左侧卧位为佳,并定时间段吸氧,以提高胎儿血氧供应。避免各种刺激,减少出血机会。医护人员进行腹部检查时动作要轻柔,禁做阴道检查及肛查。

3.纠正贫血

除采取口服硫酸亚铁、输血等措施外,还应加强饮食营养指导,建议孕妇多食高蛋白质以及含铁丰富的食物,如动物肝脏、绿叶蔬菜以及豆类等。一方面有助于纠正贫血,另一方面还可增强机体抵抗力,同时也促进胎儿发育。

4.监测生命体征,及时发现病情变化

严密观察并记录孕妇生命体征,阴道流血的量、色、流血时间及一般状况,监测胎儿宫内状态,并按医嘱及时完成实验室检查项目,查血型,交叉配血备用。发现异常及时报告医生并配合处理。

5.预防产后出血和感染

注意观察体温、脉搏、血压、呼吸、宫缩及阴道出血情况。及时更换会阴垫,以保持会阴部清洁、干燥。胎儿娩出后,及早使用宫缩剂以防止或减少产后出血。

(二)终止妊娠

根据病情需要立即终止妊娠的孕妇,安排去枕侧卧位,开放静脉,合血,做好输血准备。在抢救休克的同时,按腹部手术患者的护理进行术前准备,并做好患儿生命体征及抢救准备工作。

八、健康教育

(1)嘱患者绝对卧床休息,以左侧卧位为佳,保证睡眠 8~9 h/d,精神放松,减少紧张。

(2)多食粗纤维食物,保证大便通畅;进食高蛋白质、高维生素、富含铁的食物,如动物肝脏、绿叶蔬菜以及豆类等,纠正贫血。

(3)嘱孕妇有宫缩、阴道流水、阴道出血时及时汇报以便及时处理。

(4)嘱孕妇勿揉搓乳房或腹部,以免诱发宫缩。

(5)保持会阴清洁,勤换卫生巾及内衣裤。

(6)产褥期如有体温升高、腹痛、阴道淋漓出血不止或突然大出血及时就诊。

第四节　产后出血

胎儿娩出后24h内，阴道出血量超过500 mL者，称为产后出血。产后出血是产科常见的严重并发症，是产妇死亡的首位原因，应予特别重视。

一、病因

（一）产后子宫收缩乏力

产后子宫收缩乏力是产后出血最常见原因，占总数的70%～75%。在正常情况下，胎盘剥离娩出后，子宫肌纤维的收缩和缩复，使剥离面内开放的血窦闭合，血流停滞，血栓形成，出血迅速减少并停止。因此，任何影响子宫肌纤维正常与缩复的因素，都可造成子宫收缩乏力性出血。

1.全身因素

产程延长或精神过度紧张使产妇体力过度消耗，过度使用镇静剂、麻醉剂，全身急、慢性疾病等，均可引起宫缩乏力。

2.局部因素

子宫过度膨胀（如双胎、羊水过多、巨大胎儿），子宫肌纤维退行性变（如多产、感染、刮宫损伤等），子宫肌水肿、渗血（如重度贫血、妊高征、子宫胎盘卒中等），子宫肌瘤，子宫发育不良、畸形等，均可导致宫缩乏力。

（二）胎盘滞留

胎儿娩出后半小时胎盘尚未娩出，称为胎盘滞留。影响胎盘正常剥离和娩出的因素会导致胎盘滞留，原因有以下几种：

1.胎盘剥离不全

由于胎盘部分剥离，血窦开放，而未剥离部分的胎盘影响宫缩，不能有效地压迫血窦止血，多由于子宫收缩乏力，或第二产程处理不当，过早挤压子宫或牵拉脐带所致。

2.胎盘剥离后滞留

胎盘虽已全部剥离，但因宫缩乏力、膀胱过度充盈、腹肌收缩无力使已剥离的胎盘不能娩出；或因第三产程过度揉挤子宫或不恰当地使用宫缩剂，使子宫不协调收缩，子宫内口附近形成痉挛性狭窄环，胎盘被嵌闭于宫腔内不能排出。

3.胎盘粘连或植入

多次或过度刮宫，子宫内膜受损或引起子宫内膜炎，致蜕膜不能良好发育而发生胎盘粘连，较多见；或胎盘绒毛侵入肌层而形成胎盘植入，较少见。胎盘全部粘连或植入一般无出血；胎盘部分粘连或植入时，可因剥离不全致出血。

4.胎盘残留

部分胎盘小叶或副胎盘残留于宫腔，妨碍子宫收缩，导致出血。

（三）软产道损伤

由于胎儿过大、娩出过快或助产手术不当，造成会阴、阴道、宫颈甚至子宫下撕裂伤，发生不同程度的持续性出血。

（四）凝血功能障碍

临床虽少见，但后果严重。其病因有以下两类：

1.产科并发症

重型胎盘早剥、重度妊高征、羊水栓塞、死胎滞留过久和重症宫内感染病症，释放大量促凝血物质进入母体血循环，导致弥散性血管内凝血。

2.全身出血倾向性疾病

血小板减少性紫癜、白血病、再生障碍性贫血和重症肝炎等，影响凝血功能。

二、临床功能

主要是阴道出血和全身急性失血表现。阴道出血可表现为显性出血和隐性出血。显性出血中，短时间内大量出血，可导致产妇迅速进入休克状态；而流出程度慢但持续不断地出血，往往容易被忽略，同样造成严重后果。隐性出血者，血液积存于宫腔或阴道中，形成大量血凝块，只有在腹部加压时，才有血凝块和血液自阴道涌出，如不能及时发现，最终可导致产妇死亡。

产后出血的全身表现，除取决于出血的量和速度外，还和产妇的全身状况以及对失血的耐受性有关。出血量少、速度慢，机体代偿功能可以调节时，症状较轻；若短时间内大量出血，产妇体质衰弱或原有贫血等，则容易发生休克。失血性休克前常表现为眩晕、打哈欠、口渴、呕吐、烦躁不安等，随之有冷汗、面色苍白、脉搏减速、血压下降、呼吸急促等休克表现。

出血降低了机体抵抗力，容易发生感染；急性大出血的产妇，如果休克时间过长，可导致脑垂体前叶缺血、坏死，功能减退，日后发生席汉综合征；如果补充血容量不足，当时虽然脱险，但日后容易引起缺乳、子宫复旧不全等产褥期疾病。

三、诊断

产后出血的诊断一般无困难。诊断时，除了观察出血情况，准确估计出血量外，关键在于迅速查明出血原因，以便采取有效的止血措施。

（一）胎盘娩出前出血

胎儿娩出时或娩出后，即出现活动性鲜红色血液自阴道流出，多为软产道损伤所致，及时进行阴道检查即可发现。如有间断性流出暗红色血液，混有血块，胎盘娩出延迟，常属胎盘因素所造成，应迅速娩出胎盘。

（二）胎盘娩出后出血

若检查胎盘胎膜完整，触诊子宫体柔软，甚至轮廓不清，经按摩子宫后宫缩好转，出血明显减少或停止，停止按摩，子宫又弛缓变软，出血呈间歇性，则为子宫收缩乏力；若检查损伤，胎盘娩出完整，宫缩良好，仍有持续性阴道出血且血液不易凝固，应考虑为凝血功能障碍，需进一步做凝血功能的检查。

四、预防

（一）加强孕期保健

孕妇注意营养，合理安排劳动和休息，定期产前检查，积极防治妊娠并发症。有产后出血潜在因素或有产后出血史的产妇，必须住院分娩，做好输血准备。

（二）正确处理分娩

关心产妇情绪、休息、饮食；加强分娩监护，防止产程延长、体力过度消耗；检查胎儿娩出胎膜是否完整，发现残留及时取出；手术助产后常规检查软产道，发现裂伤及时缝合。有宫缩乏力可能者，应给予宫缩剂预防性注射。

（三）产后

严密观察血压、脉搏、宫颈和阴道出血量，避免因膀胱充盈影响宫缩。

五、护理

（一）护理诊断

1.潜在并发症

出血性休克。

2.有感染的危险

与大出血抵抗力低下、反复检查、操作有关。

3.疲乏

与出血性贫血有关。

4.体液不足

与大量出血有关。

（二）护理措施

（1）即刻给患者吸氧、配血、开放静脉液路输液、输血，要用大号针头或静脉留置针，观察并记录生命体征变化。

（2）迅速查明阴道出血的原因。

（3）子宫收缩乏力者，节律性按摩子宫；肌内注射或静脉滴注宫缩剂；无菌纱布条填塞宫腔，如仍不能止血，做好手术准备。

（4）产道裂伤者，应辨明解剖关系及时准确地修复缝合，注意不得留有无效腔。

（5）胎盘已剥离尚未娩出者，应排空膀胱，牵拉脐带，并按压宫底协助胎盘娩出；胎盘部分剥离或部分粘连者，手取胎盘；胎盘嵌顿者，配合麻醉师，应用麻醉剂，使狭窄环松解后手取胎盘；胎盘、胎膜残留者，应行宫腔探查，手取或用刮匙取出残留组织；胎盘植入者，应立即做好子宫切除的准备。

（6）凝血机制障碍者，协助医师确定原因，分别处理。

（7）出血停止后，至少观察2h，注意血压、宫缩及阴道出血量。让产妇安静休息，注意保暖。

（8）鼓励产妇进食营养丰富易消化饮食，多进食含铁、蛋白质、维生素丰富的食物。

（9）做好心理护理，消除恐惧心理。

（三）应急措施

产妇因血容量急剧下降而发生低血容量性休克，休克程度与出血量、出血速度和产妇自身状况有关。在治疗抢救中应注意：

（1）正确估计出血量，判断休克程度。

（2）针对出血原因进行止血治疗的同时积极抢救休克。

（3）建立有效静脉通道，做中心静脉压监测，补充血液及晶体平衡液、新鲜冰冻血浆等纠正低血压。

（4）其他：给氧，纠正酸中毒，升压药物应用，肾上腺皮质激素应用，改善心脏功能及注意肾衰竭。

（5）防治感染，应用有效抗生素。

（四）健康教育

1.加强孕前及孕期保健

有凝血功能障碍和相关疾病者，应积极治疗后再受孕，必要时应在早孕时终止妊娠。做好计划生育宣传工作，减少人工流产。

2.重视对高危孕妇的产前检查

提前在有抢救条件的医院住院，预防产后出血的发生。

3.正确处理过程

（1）第一产程：注意让产妇休息，合理饮食，防止疲劳和产程延长；合理使用镇静剂。

（2）第二产程：认真保护会阴，正确掌握会阴切开指征和时机；阴道手术应轻柔规范；正确指导产妇使用腹压，避免胎儿过快娩出，造成软产道损伤。

（3）第三产程：不过早牵拉脐带，胎儿娩出后可等待15min；若有流血应立即查明原因，及时处理；胎盘娩出后仔细检查胎盘、胎膜有无缺损，检查软产道有无损伤及血肿。

4.加强产后观察

产后2h是产后出血发生高峰期，产妇应在产房观察2h。观察产妇生命体征、子宫收缩及阴道流血情况，发现异常及时处理。产妇回病房前应排空膀胱，鼓励产妇让新生儿及早吸吮奶头，从而反射性引起子宫收缩，减少出血量。产褥期禁止盆浴、性生活。

参考文献

［1］王春亭，王可富.现代重症抢救技术［M］.北京：人民卫生出版社，2007：50.

［2］陈思兰.失血性休克的急救与护理［J］.全科护理，2009，4（7）：19-21.

［3］赵喜梅，陈淑云.196例创伤性休克的护理［J］.疾病监测与控制，2010，2（3）：64-65.

［4］常瑞明，何志捷，常建星，等.创伤性休克早期低压液体复苏的临床探讨［J］.岭南急诊医学杂志，2006，11（6）：401-402.

［5］王美堂，霍正禄，梅冰.创伤性休克术前限制性液体复苏的研究［J］.世界急危重病医学杂志，2007，4（2）：1748-1750.

［6］崔恒熙，曹苇.低压复苏治疗未控制性出血性休克的作用［J］.江苏大学学报（医学版），2007，17（2）：152-154.

［7］林妍霞.体力活动对于心肌梗死的影响［J］.心血管病学进展，2014，35（2）：164-167.

［8］董道然，曾玉杰.他汀类药物与冠状动脉粥样硬化性心脏病的一级预防及其作用机制［J］.中国心血管病研究杂志，2012，10（3）：221-223.

［9］杨誉佳，王圆圆，袁利.临床诊疗指南结合病例分析在妇产科规范化培训中的应用［J］.中国继续医学教育，2019，11（5）：1-3.

［10］李惠玲.护理人文关怀的基本理论及临床应用［J］.中华护理杂志，2005，40（11）：878-880.

［11］杨秀玲，王爱敏，刘翠萍，等.护理本科实习生临床技能调查分析［J］.中国高等医学教育，2012，（3）：130-131.

［12］向家艮，谭益冰，李春，等.2000-2012年我国专科护理技能书籍分析［J］.护理学报，2013.

［13］刘子琪，刘爱萍，王培玉，等．中国糖尿病患病率的流行病学调查研究状况［J］．中华老年多器官疾病杂志，2015，（7）：547-550.

［14］黄加敏，马智群，徐锐，等．便携式血糖仪临床使用管理现状调查分析及改进效果评价［J］．护理实践与研究，2015，（3）：92-93，94.

［15］谢红珍，白朝辉．2001-2012年我国护理人员锐器伤研究的文献计量分析［J］．解放军护理杂志，2013，30（8）：5-8，21.

［16］黄惠根，T泽林，戴红霞，等．临床护士职业防护现状调查分析［J］．中国实用护理杂志，2018，24（21）：50-52.